独立を考えたらまっさきに読む

医業の承継開業

IGYOU NO SYOUKEIKAIGYOU

大宮エヴァグリーンクリニック院長
伊勢呂哲也

CROSSMEDIA PUBLISHING

はじめに

本書を手に取ってくださった方は、タイトルにあるように「独立を考えている」「開業を考えている」勤務医の方が多いと思います。

勤務医が独立・開業するとなれば、通常は建物を購入するか建てるかして開業するか、商業施設のテナントに入って開業するか、いずれにしても新しい医院やクリニックをつくるというのが一般的でしょう。

ですが、本書でお伝えする独立・開業は、それとは異なります。すでにある医院やクリニックを第三者がM＆Aによって承継する形で独立・開業をすることです。

なぜ、本書では第三者による承継開業を紹介するのかというと、これから独立を考えている医師にとってメリットが大きいからです。それは実際に、私自身がクリニックを承継し、独立を果たして感じたことでもあります。

では、なぜメリットが大きいのか、医療業界の事情と合わせて考えてみましょう。

医療業界が直面している後継者問題は逆にチャンス

昨今の日本社会で大きな問題となっているのが、企業の後継者問題です。この問題の原因は様々ありますが、ミクロな視点では身内や親族が後継者になりたがらない、またマクロな視点では少子高齢化の急速な進展による人材不足などがあります。

いずれにしても、各分野にとって看過できない状況になっており、もちろん私たちが身を置く医療の分野も同様で、後継者不足は多くの開業医の方々が抱える共通の問題となっています。

開業医の後継者不足には、いくつかの明確な原因があります。

そもそも開業医は、自分に子どもがいれば男の子であろうと女の子であろうと、まず自分の子どもを後継者の選択肢の一番に考えます。しかし、その子どもが必ずしも後継者になれるかというとそういうものでもありません。第一に、その子どもが大学の医学部に入れるか？　そして、何よりも医学の道に進みたいという希望を持っているか？　といったことがクリアされなければなりません。また、医学部に入れたとしても自分が継がせたい医院と違う診療科を選択したり、そもそも開業医になりたくないという子どももいるでしょう。地方の開業医の場合には、たとえ同じ診療科であったとしても、子どもにしてみればせっかく都会にある大学病院に勤務しているのに、わざわざ田舎の病院を継ぎたくないと思う人も結構います。

こういった理由から、あるデータによれば後継ぎがいなくて困っている開業医は約９割にも上るそうです。

これは、医療業界に限らず、日本全体にとって深刻な問題となるでしょう。

しかし、これから開業する医師にとっては、どうでしょうか？　逆に私はこれをチャンスと捉え、あえて承継開業の道を選びました。

誰かに継がせたくても継いでくれる人がいない、もしくはそういう状況に陥るかもしれないとなれば、最終的には医院をたたまざるを得ないわけですから、それよりは誰かが継いでくれるなら売却しようと考えるでしょう。そういう開業医が約９割も存在しているとなれば、これから承継開業をする、つまりM＆Aで買う側は多くの選択肢を持てるというメリットがあるのです。

開業したいが一歩踏み出せない

勤務医の中には大きな大学病院、地域の基幹病院などで難しい手術の技術を身につけたいとか、高度な先進医療をやりたいからこのまま勤務医で大学病院にいたいと、独立を考えない医師も一定数います。また、そもそも医師というある程度の安定した収入が保障されている職業で、わざわざ大きなリスクをとってまで開業しようとは思わない人もいるでしょう。

そして、独立・開業を考えている勤務医でも、開業するならリスクはできるだけ減らしたいと考える人が多いのではないでしょうか。私が勤務医をしていたときに周りの医師と話したり、見聞きした中には、開業したくてもリスクを取ることができず、一歩踏み出せないという人もいました。

この一歩を踏み出せないという潜在開業希望者が、実はかなりいるのではないかと考えています。

そういう私も勤務医時代には、一歩踏み出せずにいた一人でした。そもそも私は親から「お前は、開業医にはなれない。うちは公務員の家庭だからそんなお金は出せないんだ」と言われてきたので、そういうものだと思い込んでいました。大学病院に勤務しはじめてから開業医になる道は様々あることがわかってきたものの、周りと一緒のことをしていれば、開業を目指してあれこれ悩むこともなく、精神的にラクです。かつて「赤信号、みんなで渡れば怖くない」というギャグがありましたが、まさにこの感覚で、みんなと同じことをやっていればあっというまに一日が終わり、あっというまに年月が過ぎていき、いつしか開業したいという気持ちも失せていく……。

このような状況を脱するためには周りと同じことをやっていてはダメだ、とにかく少しでも独立につながる動きをしなければと、私は考え方を変え、動きはじめました。詳細は本編でお伝えしますが、具体的に動きはじめるとこれまで何も進まなかったことが嘘のように、開業までの道が開かれていきました。そして、行き着いたのが承継開業という道だったのです。

勤務医の悩みは承継開業で解決できる

さて、勤務医から開業しようと考えても、冒頭に述べたような何もないところから新しい医院をつくるというのは、非常に大きなリスクが伴います。

例えば、内科などの診療科で開業するとなると、駅から半径何キロ以内にライバル医院がこんなにあるのか！　と驚愕することもしばしばです。もちろん土地の取得から建物の費用、医療機器の購入費（リースの場合もある）などを考えると、その費用は数千万、億を超えることもあります。それだけの資金を投じた医院がもしうまくいかなかったら……、そう考えてしまうと結局リスクを取り切れず開業を諦めてしまい、一歩踏み出せなくなるのも当然です。

この解決策となるのが、承継開業です。承継開業は、すでにある医院を引き継ぐため、すでにその医院に通院している患者さんも引き継ぐことになるし、病院の建物・医療機器などもすでに揃っている状態です。極端な言い方をすれば、変わるのは自分が後継者として入ることだけです。

ゼロからの開業に比べれば、非常にリスクが小さいというのは、一歩踏み出せない勤務医にとって、大きなメリットであると言えます。いざ開業して、果たして患者さんは来るのだろうか、という不安と戦う必要もありません。

もちろん承継しただけで、すべてが安泰というわけではありません。今度は、院長として経営者として患者を診るだけではなく売上という数字も見ていく必要があり、そのための勉強と努力は必要です。しかし、それはゼロから医院をつくったとしても同じことです。少なくとも、すでに経営がうまくいっている医院やクリニックを承継することで、「ゼロから1」という経営の一番しんどいところをクリアできていることは、大きなアドバンテージになるのです。

先ほど、潜在開業希望者はかなりの数いるのではないかという話をしましたが、勤務医をしていれば多くの方がいずれかのタイミングで独立を考えると思います。そのときに、第三者による承継開業によって、より安全に独立してもらいたいと考えています。なぜなら、それが日本の医療にとってよいと考えているからです。

後継者がいないことで病院がなくなってしまえば、そこに通っている患者さんたちは困るでしょう。また、昨今の新型コロナウイルスの影響でクリニックをたたみたいと考える開業医も多くなると思われます。これから世界に類を見ない高齢化が進む日本においては、医療の充実が必要不可欠です。第三者による承継開業という選択肢をより多くの人に知ってもらうことが、一歩踏み出せない多くの勤務医の方にとって、後継者不足に悩む開業医の方にとって、そして充実した医療サービスが必要なすべての日本人にとって、三方良しの解決策になると考えています。

本書の構成

本書は、2部構成になっており、第1部では、開業する前の勤務医時代に、開業に向けた準備として、考えておくべきこと、やっておくべきことについて。第2部では、承継開業後に売上をどのようにして伸ばしていくか、どのように医院を経営していくかについて述べています。また、巻末には本書を読まれ、承継開業に興味を持った方のための読者特典も設けておりますので、ぜひそちらもご覧いただけたらと思います。

独立を考えたらまっさきに読む医業の承継開業 目次

第1部
承継開業するために勤務医時代に考えるべきこと、やっておくべきこと

第1章 リスクが少ない承継開業のすすめ

第2章 勤務医時代に準備しておくこと

第3章 失敗しない承継開業の進め方

第2部
承継開業で売上を伸ばす医療経営戦略

第4章
まずは経営基盤を固めよう

第5章 集患力を上げるマーケティング

第6章 経営を加速する仕組みづくり

第1部

承継開業するために
勤務医時代に
考えるべきこと、
やっておくべきこと

第1章

リスクが少ない承継開業のすすめ

勤務医のままで先はあるのか?

私が開業を目指そうと考えたのには、いくつか理由があります。医師として多くの人により良い医療を提供したいという理想や、医師としての実力を磨きたいということ。加えて、このまま勤務医を続けていて、先はあるのかという不安もありました。勤務医は医師であるとはいえサラリーマンですから、勤務している病院の定めた規則通りに給料は決まっていきますが、そもそも勤務医の給料は、あまり変わらないのが特徴です。ある程度の年数までくると、そこから先はほとんど上がらないという傾向があります。

まず、勤務してから7~8年の間に緩やかに上がっていきます。一般的に医師の平均年収といわれる金額にはわりと早く到達しますが、そこから先は、ほぼ変動がありません。もちろん、実績や病院の経営状態によって多少上がることはありますが、基本は上がらないと考えていいでしょう。また、大学病院(医局)に属していて、他の病院に派遣された場合は、派遣された先の給料規定が適用されますが、そこから大学病院に戻ると給料がガタ落ちしてしまいます。私の知る範囲では、大学病院に戻ってきた人に家族がいると、とても食べていけないような給料水準に下がってしまうこともあり、土日などにあくせくアルバイトをして稼がなければならないというケースもあります。

また、大学の医局に所属していなくてフリーでやっている人などが、例えばS病院に勤務することになり、「これくらいの給料をください」と言えば、その額が認められたとしても最初に決めた額でその後もずっと変わらずという場合がほとんどです。医局に所属している医師は交渉すら難しい立場ですから、それから比べればまだいいと言えるかもしれません。中には歩合制などを採用している病院もありますが、そう多くはありません。勤務医を長くしている人は、こういった経験をしている人もたくさんいらっしゃると思いますが、みんな同じだから、みんな一緒の待遇だからいいかと、半ば諦めてしまっている人がほとんどなのだと思います。

もちろん、給料の交渉の余地がまったくないというわけではありません。私も一度だけ、上司に「これだけやったんだからもう少し給料上げてもらえませんか？」と申し出たことがあります。そのときは、ものすごくドキドキしました。

しかし、一生懸命やっていながら給料の交渉をするのに気が引ける思いをするのも、「あいつは金にうるさい奴だ」と思われるのもどうかと疑問を持ちはじめ、「今のままでいいのだろうか？　このまま勤務医を続けていて先があるのだろうか？」と考えるようになりました。そんな経験も手伝って私は開業という道を真剣に考えるようになったのです。

開業のメリット

勤務医の方であれば、一度は開業を考えたことのある人は多いと思いますが、ここで開業にはどんなメリットがあるのか改めて整理してみたいと思います。

まず、なんといっても自分の医院を持てるということは大きなメリットでしょう。「自分の医院」というのは、いわば「自分の城」であり、一国一城の主になるということで、開業するだけでも達成感を得ることができると思います。

自分の医院を持つと、そのトップとして、あらゆることの裁量権を持つことになります。それまで勤務医として働いてきた人であれば、自分の意見が通らなかったり、上から無理な指示を受けたりということもあったかと思います。大きな病院に属していれば、自分の理想よりも病院全体の利益や方針に従わなくてはいけない場面も多いでしょう。

しかし、開業すれば基本的に院内のことは自分で決めることができます。もちろん自身で裁量をもって医療に臨むということは責任を伴うことですから難しいこともあるかもしれませんが、自分の理念・理想を実現するために突き進んでいくことができます。患者さん一人ひとりと向き合う地域に根づいた医院を目指すなど、理想の実現に向かって進んでいるという実感は、きっと医師として多くのやりがいを感じることができるでしょう。また、勤務医のように数年したらどこか別の病院に転勤になるというようなこともありませんから、患者さんに対してより一層の責任感をもって治療にあたることができ、患者さんと生涯にわたって信頼関係を築いていくこともできます。

さらに、理想の医院の実現という同じ目標に向かって進む仲間として、スタッフの存在があります。後で詳しく述べますが、当院では、私が医院を承継したときに理念をスタッフみんなで共有しました。スタッフに理念・理想を共有し共感してもらうことで、みんなが同じ方向を向いて働いているというチームとしての一体感が生まれます。これは、大きな病院ではなかなか味わえないことではないでしょうか。

また、大きな病院では人事についても自分の裁量で決めることはできませんが、看護師や事務スタッフの採用についても、自分で決めることができるので、自分が考える医院に合わせて理想のチームを組むということも可能です。さらに、学会に参加したり、スキルアップに役立つ研修があればどんどん取り入れたりして、自分自身もスタッフもスキルアップしていくことで、個人としても医院としても成長を実感でき、働くモチベーションの高い前向きな組織にしていくことも考えられるでしょう。


次に、収入面のメリットがあります。お金がすべてではありませんが、がんばって働いた分だけ収入が上がることは、医師に限った話ではなく、働いている人すべてにとってうれしいことでしょう。先程述べたように、勤務医のときにはどんなにがんばっても給与の増え方に限界があります。基本給にプラスして深夜手当や手術手当などがあったとしても、病院の利益がすぐに給料として還元されることはありません。しかし開業医であれば、日ごろのがんばりがダイレクトに収入に反映され、大きなモチベーションになるでしょう。

それと、私が実感している大きな変化は、勤務医としての囲いの中にいたときとは違って、医療業界以外の人たちとのお付き合いが格段に増えることです。私は、この出会いや機会をとても大事にしています。開業医の院長（法人の理事長）ともなれば、一般の会社で言えば社長と同じですから、今まであまり交わることのなかった他業界との社長さんたちと出会う機会が増え、そういった方たちと話をすることは経営者としてとても刺激になりますし、病院経営にも活きています。

世間一般的には、医者は世間知らずと思われがちですし、実際に生涯に渡って勤務医として生きていくのであれば、医療業界の中のことを知っていれば十分生きていけると思います。しかし、開業したら医者であると同時に経営者になります。私は、経営者となった今、毎日がとても充実しています。それは、これまで知らなかった世界に触れているからかもしれません。医療経営者として、多くのものに関心を持ちながら見聞を広め経営にあたっていくことが、自分の可能性を広げてくれていると感じるのです。

なぜ、承継開業なのか？

さて、ここまでで勤務医が開業に踏み切ることのメリットをお伝えしてきましたが、本書のタイトルにあるように、開業するにしてもなぜ私が承継開業を選んだのか、そして皆さんにも承継開業をすすめるのかについてお話ししたいと思います。

①開業医を取り巻く環境の厳しさはむしろチャンス

医療業界に限らず、日本の産業社会は多くの問題を抱えています。医療業界でまず問題として取り上げられるのが、国からの診療報酬の減少による収入減です。日本は少子高齢化が進み国民医療費が増大し続けています。国もその状況をなんとかしなければならないということで、診療報酬の見直しが続いているのです。簡単に言えば、高齢化で患者数は増えているかもしれないが、病院の実入りは少なくなっているということ。待合室は高齢者であふれていても、見た目ほど病院にはお金が入らないということです。今後の人口動態、また国の歳入などを考慮してもこの傾向は変わらないだろうと思います。

問題はこれだけではありません。国（厚生労働省）は、地域別に病床数などを算出し、それにともなって病院のリストラや効率経営策定を病院に求めてきています。一見すると効率的に見える病院経営の改革は、必ずしも開業医にとって追い風にはならず、厳しい経営環境を強いられることにつながります。

また、現在は高齢者であふれている待合室もいずれ、長い目で見ると閑古鳥が鳴く状況が来る可能性も否めません。日本の人口動態は少子化により今後医療機関を必要とするであろう若年層が減り続けています。将来待合室にあふれるはずの高齢者が確実に減っていくということです。それに、そもそも総人口が減り続けているわけですから、当然のように患者数も減っていくでしょう。

こういった患者数の減少に診療報酬改定が追い打ちをかけますから、開業医に限らず病院の経営環境は厳しくなっていくのは目に見えています。そうなれば、患者の争奪戦は激しさを増してくるでしょうから、これまでのように、開業して患者が来てくれるのを待っているような受け身の経営では成り立たなくなります。

また、病院経営では従業員の雇用の問題もあります。医療業界で従業員にあたるのは、医師、看護師や事務スタッフで、その人件費や福利厚生費などは必ず発生する費用です。診療報酬の改定で病院の収入が減っていくことを考えると、病院側は経営を成り立たせるためにより多くの患者を集め、診察・治療していかなければなりません。そうなると、どうしても人手は必要になり、人件費は増えていきます。さらに、昨今では看護師が慢性的な人手不足でその確保のための採用コストも増加傾向にあります。特に都心部より郊外・地方にこの傾向が強く、看護師を紹介してくれたり、派遣してくれる紹介事業者に支払う手数料なども経営を圧迫する原因になっています。また、看護師が不足していることから、優秀な看護師には給与面での待遇も考慮しなければ、他の病院に移ってしまうかもしれないのです。紹介事業者に支払う採用コストに加え、雇用した後の給与コスト、私が聞いた話では、これらのコスト捻出のためご自分の給与を削っているという院長も居られるようです。詳しくは後々お話ししていきますが、国が推し進める働き方改革も医療業界の経営環境を厳しくしている要因の一つといえます。

今まで地域のためにがんばってこられた開業医の方々の中には、正直、こんなはずではなかった！　これから先のことを考えると夜もぐっすり眠れないという先生もいるのではないかと思います。患者の治療のことだけを考えていればよかった時代は終わり、経営者としての数字管理、看護師などの労務管理なども今までにはないほどに気を遣わなければならない時代になりました。

本書冒頭の「はじめに」でも書きましたように、そこにさらに深刻な後継者不足もあいまっています。開業医の8〜9割が後継者不足に悩んでいるというこの数字は、一般の中小企業の後継者不足より多いのだそうです。

さて、前項で開業するメリットを述べたあとに、開業して医院経営をしていく厳しさについてつらつらとお伝えしてきましたが、読者の方はどう思ったでしょうか?

私は業界として大きな問題を抱えている今だからこそ、逆にチャンスだと考えています。

もし、後継者に困っている開業医がいなければ、ゼロから新しい医院を立ち上げるしか選択肢はありません。それも多くのライバルがひしめく中にです。しかし、多くの医院が後継者がいないとなれば、今後廃院していくところは増え、ライバルが減っていくことは確実です。これだけでも〝開業のチャンス〟だと思いますし、チャレンジする価値は十分あると考えています。

②リタイアしたい医師と開業したい医師のマッチング

〝開業のチャンス〟という理由はもう一つあります。

もし、あなたが後継者のいない医院を経営している院長という立場だったらどう考えるでしょうか？　後継者もいない……、医院経営も大変な時代になってきた……、そろそろ引退を考えてもいいかな、どこか引き継いでくれる病院はないだろうか、と考える方も多いのではないでしょうか。私は、現実にそうなってきていて、この流れはどんどん加速していくと考えています。そこにも〝開業のチャンス〟があると皆さんに伝えたいのです。

後継者がおらず医院を閉じることを検討している開業医の方は、今まで手塩にかけて大事にしてきた自分の医院をただ単に閉じることに抵抗があるでしょう。もちろん、自分の医院に通ってくれている患者さんのことも気がかりでしょう。そんなときに後継者になってくれる誰かが現れたら、自分が築いてきた医院と患者さんを引き継いでほしいと誰もが考えるのではないでしょうか。

この点がチャンスということになります。すでにある医院を、親族ではない第三者が承継するという「第三者による事業承継」。私が、これから独立を考えている勤務医の方にすすめる形です。

「第三者による事業承継」は、平たく言えばM&Aです。M&Aというとなんだか開業医の承継と結びつかないように錯覚される方も多いかもしれませんが、M&Aは一般の事業会社でもここ数年とても増えていて、その中にはやはり後継者がいないケースもあるのです。M&Aの仲介を事業にしている会社もあり、医療業界でも同じことが起きているのです。

あとで詳細をお伝えしますが、後継者がいない医院をM&Aという形で、第三者が承継するやり方は、買う側、売る側、どちらにもメリットが多く、さらに業界の問題の解決にもなるという三方良しの方法です。特に、本書の読者であろう独立を考えている勤務医の方にとっては、リスクを少なくして開業できるというのが、本書で承継開業をすすめる大きな理由です。では、次項では具体的に承継開業について、詳しく説明していきます。

承継開業するメリットとデメリットについて

①譲る側のメリットとデメリット

医業における承継開業のメリットはなんですか？　とよく聞かれますが、私は承継開業では、資金面と集患面、この大きな二つのリスクが少ないと答えています。その点も含めて、まずこの承継についてのメリットとデメリットをご説明しましょう。

まず、医院を売りたい、誰かに引き継いでもらいたい側を譲る側（譲り手）、医院を買いたい、引き継ぎたいと考える側を引き取る側（引き取り手）とします。開業医が医院を閉じよう、手放そうと思ったときには、今まで自分が診てきた患者さんのことを考えると思います。「私が辞めたあと、この患者さんはどうなるのだろうか」「次に診てくれる医師はいるだろうか」と。それなりにその地域で長年診療をされている医師なら誰しも考えることです。承継開業であれば、譲る側の医師にとってまずこの問題がクリアになります。つまり、自分が引退したとしてもクリニックはそのままそこに残りますから、地域の患者さんや関係者の方に対する不義理にならず、地域医療に対する責任を全うすることにつながります。ちょっと大げさな言い方かもしれませんが、自分が辞めたあとで患者さんに迷惑をかけなくて済むということです。

また、譲る側の医師（多くの場合は院長になります）は、医院を譲る見返り、つまり引き取る側に医院を売ることで創業者利益を得ることができます。それを一般企業でいう退職金代わりにすることができます。もし、譲る側の院長がその医院の土地や建物を所有していれば、引き取る側に賃貸という形で貸すことで家賃収入を得ることができ、それを今後の生活資金に充当し、引退後の生活をさらに安定させることも考えられるでしょう。このように譲る側にとっては、ただ医院を閉めるのに比べて、大きなメリットがあると言えるでしょう。

しかし、いいことばかりでもありません。医院が残ることは患者さんにとっても喜ばしいことですが、引き取る側ときちんと引き継ぎをしていかないと、結果として患者さんに迷惑をかけてしまう可能性があります。これは、譲る側の医師だけの問題ではなく引き取る側にも責任が出てくる問題ですが、どこの開業医でも院長先生一人で診ている場合は、その先生を頼りにして来院してくる患者さんが多いでしょう。すると「前の先生はこうしてくれた」「以前ならこんなことはされなかった」と不満が出てきて当然です。それを避けるためにも前院長と後任の院長（医師）の間でしっかりした引き継ぎ、もちろんハード面とソフト面の引き継ぎをしっかりやる必要があります。後々の経営

譲る側のメリット・デメリット

メリット

- 譲渡代金を受け取れるため、退職金代わりになる
- 廃院せず医院が存続することで、患者への責任を果たすことができる
- 医院の土地・物件を所有している場合、賃貸形式にして引き取り手から一定の家賃収入を得ることができる

デメリット

- 譲渡後の引き継ぎ方によっては、これまで築いてきた患者との信頼関係が壊れてしまう可能性がある

を考えたとき、これは集患に大きな影響を及ぼすものですから、私は特に気をつけて対処しました。繰り返しになりますが、この引き継ぎの成否は、譲る側、引き取る側の双方にとってデメリットになりやすいので慎重に考えるべきでしょう。

②引き取る側のメリット

さて、次に「承継する側＝引き取る側」のメリットをお話ししましょう。

先ほども触れましたが、まず挙げたいことは、開業資金、つまり支出を抑えることができる点です。次ページの表は、新規開業と承継開業で必要になる開業資金の比較の例になります。ゼロからの開業ですと建物の問題、ビルのテナントとして入居する場合の資金、内装の費用、医療機器の購入（リース）費用など、多くの資金が必要になります。私が調べたところでは、ビルのテナントに入った場合の想定で、一般的な規模のクリニックでも6000万～8000万円程度の資金が必要になります。不動産（土地）を購入し、建物を建ててということになると、最低でも1億、場合によっては3億程度の資金が必要になります（この場合、立地条件により不動産価格などが違いますから一概にはいえませんが、

新規開業と承継開業の開業資金の比較例

	新規開業	承継開業
譲渡代金	–	2000万円程度
内装工事	1500万円程度	200万円程度
電子カルテや医療機器など	2500万円程度	500万円程度
医師会入会費	200万円程度	200万円程度
運転資金	1500万円程度	500万円程度
看板などを含む広告宣伝費	300万円程度	100万円程度
その他備品など	100万円程度	50万円程度
合計金額	**6100万円程度**	**3550万円程度**

都心部などではこの数字以上になるかもしれません）。よほどの資産家でもない限り、開業時には銀行から融資を受けて開業することになるので、先述したような額の借金を背負うと考えただけで腰が引けてしまうでしょう。だったら刺激のない仕事・生活が待っていても勤務医でいたほうがよっぽどいい、ということになってしまうのも理解できます。しかし、承継開業であれば、立地条件を含めた物件にもよりますが、こうした開業資金の大幅な削減が可能になります。

また、前項で患者さんの引き継ぎというお話をしましたが、これはすでに医院に患者さんがついているということを意味します。これは大きなメリットと言えるでしょう。

ゼロからの開業では、オープン前に調査などをしておおよその集患数を予測するでしょうが、実際に医院をオープンしてもそのとおりになるとは限りません。ですから、ゼロから開業する多くの医師は余裕を持って半年～1年分の運転資金を準備するといいます。しかし、それでも足りなくて追加の融資を受けたりする医師もいます。それに比べて承継開業であれば、引き取る側が医院を引き継いだその日から売上があります。コロナウイルスのような世界的に予測不可能な事態などが発生しない限りは、前年や前月から大きく売上が落ち込むということもありませんから、安定した経営ができるため、運転資金が徐々に減っていくという恐怖を味わうこともありません。

そういう意味でも前項で述べた譲る側と引き取る側の引き継ぎというのは重要になります。患者さんを多くつなぎとめることで経営の安定につながります。患者さんというのは一般の会社、商店でいえばお客様にあたります。医師という職業をしていると、こういう感覚はあまりない方もいるかもしれませんが、承継して経営者となれば、「患者様＝お客様」という感覚を身につけることは大切だと思います。一般の企業はお客様を集めるために多額の広告費やマーケティング費を費やしています。すでに、お客様がついている医院を承継するということは、それほど有利なことなのです。私自身も承継開業のこの部分に大きな魅力を感じました。

そして、私がもう一つ魅力のあるメリットとして感じたのは、すでにそこで働いている看護師、事務スタッフをそのまま引き継ぐケースが多いという点です。患者さんも、院長や経営者が変わっても顔なじみの看護師さんがいることで、安心してくれると思ったからです。来院して最初に会う受付の事務スタッフも同じです。顔なじみであれば、患者さんと冗談まじりに会話するというような院内の雰囲気も引き継げるでしょう。実は、これは承継開業するにあたってとても大事なことだと思っています。「院長は変わりましたが、以前と変わりありませんよ」というファーストインパクトが馴染みの患者さんにとっては大事になるからです。

もちろん、私も引き継いだからには、新しい院長として、また経営者として考えやポリシーもあります。もっとこうしていきたいという構想、診療理念、経営理念などもありますが、それらは徐々に浸透させていけばよいと思っています。人手不足である看護師などの人材がすでに確保されていること、そして何より院長である自分よりもその医院でのキャリアが長い頼れるスタッフが存在する。スタートの段階で、こうした土壌が用意されているというのは大きなメリットであると言えます。

こういったメリットを鑑みて、私は医業におけるＭ＆Ａは一般企業のＭ＆Ａと比較して、非常に割安であると考えています。なぜ、割安なのかというと、いろいろと環境の違いがあるため一概には言えないのですが、多くの案件が譲る側の医師の裁量にかかっているからだと思います。一般の企業同士のＭ＆Ａと違って、余計な思惑が入りにくいのです。引き取る側が患者さんとの関係をうまく築けて、譲る側がやってきた診療をしっかり引き継ぐことができるのであれば、まず間違いなく承継開業は成功すると考えています。

③デメリットに引きずられず、前向きに

さて、いいことばかり書いていても眉唾になるかもしれませんので、デメリットと想定されることを少しお話しします。実際に承継開業をしてみた経験から言えば、個人的には大問題になるようなデメリットはないと思いますが、例えば、考えられる問題は譲る側と引き取る側のどちらに責任が生じるのか？　といったような問題です。よく耳にするのが、引き継ぐ際に什器《じゅうき》その他備品等の帰属や修繕をどちらの責任で行うかといったことです。ここは事前にしっかり話し合いをした上で決めておかないと、後々になって「それは前院長の責任だ！　そんなことは聞いていない」といった後ろ向きで疲れる無駄な争いになってしまう可能性があります。

また、法人（私の場合がそうでしたが）を引き継ぐ場合など、引き継ぐ前に金融機関から借り入れをしようとすると、連帯保証人などの問題が生じるので、借り入れの必要が生じた場合は、引き継ぐ立場のほうが資金計画・借入計画などを考え、対処できるようにしておくことが必要です。私の場合は、こうした事案については専門の業者のアドバイスを

受けたり、ときには計画ごと任せたりしていました。医師は経営には弱いといわれますが、それも仕方がないことと割り切ることも大切だと思っています。経験値がないことについては、私はスッパリ割り切って、専門の仲介業者に任せるところは任せました。餅は餅屋ということですね。そして、私たち医師は、前院長からいかにスムーズに引き継ぐか、自分のできることをいかにしっかりやるかということに尽きるでしょう。とはいえ、任せると丸投げを一緒にしないようにしましょう。任せるところは任せつつ、しっかり自分でも状況を把握できるようにしておくことが大切です。その辺のバラ

引き取る側のメリット・デメリット

メリット

- 内装、医療機器、運転資金など、必要な開業資金が少なくて済む
- 一定数の患者を引き継げるため、新規開業に比べて採算の見通しが立ち、リスクが低い
- 既存のスタッフを引き継ぐことができる

デメリット

- すでに存在する医院を承継するため、場所や医療機器などの選択の自由が限られる
- 承継時の契約内容によって、医療機器や備品の帰属、修繕などでトラブルが発生する可能性がある

ンスのとり方については、後ほどお話ししましょう。

引き継いだ医院を伸ばす伊勢呂式の承継開業

本章の最後に、私が承継開業したときのお話を紹介します。実は、私はこれまであまりない形の承継開業をしています。それは、自分の専門科とは異なる診療科をメインにしている医院を承継したことです。

①今までの専門にもう一つ専門を加える

承継開業を検討するとき、多くの人は自分の専門としている科の医院を引き継ぐことを考えると思います。それであれば、勤務医時代と診察・診療の内容もそれほど変わらないため、安心感はあると思います。しかし、私はそれだけでは勤務医時代の延長線上のような気がして、何か物足りなさを感じました。なので、自分の専門科以外の診療科をメインにしている医院の承継という道を考えました。結果として、次のようなメリットがありました。

◎売上アップにつながる
◎いろいろな患者さんを診ることができる
◎ひとりの患者さんに対してトータルでサポート&ケアができる（より広い角度・アプローチで患者さんをケアできる）

私は、もともと泌尿器科が専門ですが、承継したのは消化器科の診療をメインにしている医院です。もちろん、泌尿器科を専門にしている私が消化器科の医院を引き継ぐのには、苦労もありました。

しかし、一つの診療科より当然二つの診療科を診れたほうが、よりいろいろな患者さんを診ることができるようになります。そして、ひとりの患者さんに対してもよりトータルにケアができるようになります。例えば、ある患者さんが消化器系の悩みはA医院で診てもらうけど、泌尿器系の悩みはA医院では診てもらえないからB医院で診てもらう。これは、売上という面で考えると、取りこぼしをしていると言えます。A医院が泌尿器科も診ることができるのであれば、患者さんは通い慣れているA医院でどちらも診てもらうでしょう。取りこぼしというと表現が悪いかもしれませんが、患者さんにしてみれば一つの医院で、ひとりの先生に複数の症状（疾病）を診てもらえるという安心感もあるのです。「伊勢呂先生のところに行けば、この痛みも診てもらえる、こんな症状も相談に乗ってもらえる」というように。これは、集患の面ではとても大事なことで、例えば売上が月３００万円の消化器科を専門にしている医院を承継したとして、そこに新たに泌尿器科を立ち上げることで診療の幅が広がり、月３００万円だった売上がそれ以上に増えることは、想像に難くないと思います。

②自分を医師として成長させる

今までの専門にプラスしてもう一つ専門を持つということをもう少しお話ししてみたいと思います。私の専門は泌尿器科ということはお伝えしましたが、診療をはじめて４年目くらいに、頻尿で来られたある患者さんを診て、患者さんに喜ばれる診断・治療ができたとしましょう。そのあと7年目、10年目となって同じような症状の患者さんを診ても大した違いのある診療はできないものです。その間に多くの患者さんを診るわけですから経験として多少違った診断や処方は出せるかもしれませんが、大きな変化はないと言えます。

ところが新たに専門科（私の場合は消化器科）を持てば、泌尿器科で経験したはじめの4年目の自分の成長を消化器科でも体験・修得できるわけです。

私は消化器科も診るようになり、これまで数多くの消化器科の患者さんを診て、非常に勉強になり、医師としての成長も実感しています。以前勤務していた病院では、朝から晩まで患者さんを診ても30〜40人が限界でしたが、現在は消化器科も含め平均で110人くらいの患者さんを診ています。当たり前ですが、ひとりも手を抜くことなく、一度も（手が）止まらずに診ています。手が止まらない、何かしら動いている、たくさんの患者さんが来てくれるというのは私にとってはとてもうれしいことで、毎日が「気づいたら一日が終わっていた！」という充実した日々を送り、達成感を味わいながら帰路につくことができています。働き過ぎじゃないかと思われる方もいらっしゃると思いますが、開業医ですからそれがクリニックの収入や看護師や事務スタッフの待遇に跳ね返ってきます。そして、クリニックと患者さんとの信頼関係も増幅されますから、喜ばしいことばかりです。

また、この両科の診療の経験・知識を持っていると相乗効果が期待でき、患者さんの症状に対して幅広い診察と処方ができるようになります。泌尿器科あるいは消化器科だけの知識では解決できない症状に対しても両科の知識が十分に役立つことを実感しています。

私の場合、消化器科を増やすことで、1（今までの泌尿器科）＋1（消化器科）＝2ではなく、2・5いや3になっていると感じています。他にも、例えば医院で新たに医師を雇うとき（常勤・非常勤にかかわらず）に、私の医院では泌尿器と消化器の両方を学ぶことができるというのも、お伝えしています。これは成長したいという医師にとってとても魅力的に映るようです。

第2章

勤務医時代に準備しておくべきこと

一人前の医師として
やっていける判断ができるか

一つの医院を引き継ぐということは、自分がトップになるということですから、これまでとは責任の重さが違ってきます。勤務医時代のときのように何があっても上司がいるから上司を頼れば大丈夫というような気の持ち方、患者への接し方は捨て、違う自分にならなければなりません。

私にとって幸運だったのは、勤務医として最後に働いたA病院で泌尿器科の立ち上げを経験できたことでした。これまでA病院にはなかった泌尿器科という診療科をゼロから立ち上げ、自分が科のトップという立場で運営していったのです。A病院の前に勤務していた病院では泌尿器科には三人の医師がいて、その中で私は一番若かったのですが、何をするにも責任は上がとってくれるというスタンスで、自分で判断することや意思決定をすることはほとんどありませんでした。例えば、前立腺の手術などで、なぜまだ出血している段階で閉創するのだろう？　と疑問に思っても、上司がこうするのだからいいのだろう、上司がこう考えるのだから間違っていないのだろうという考えで、日々取り組んでいました。つまり、三人のうちの三番目だと、一つひとつの細かい疑問に対して、例えば、治療に必要な什器や備品などの購入についても、自分で考えて決めるという機会がありませんでした。極端な言い方をすれば、上司が決めることに対しては、自分は考える必要はないという甘えがありました。

しかし、A病院では、泌尿器科という一つの科とはいえ自分がトップであり、立ち上げたばかりなので、医師も私一人だけ。何から何まで自分が責任をもって行わなければなりませんでした。治療に関しても自分一人。大きな手術の際には、大学病院などから助っ人に来てもらうことはありましたが、何かあれば責任を取るのは私です。診察以外にも看護師や事務スタッフとの連携も私が主導しなければなりませんでした。正直、経験したことがないくらい大変でしたが、そこで過ごした時間が私の背中を強く押してくれました。

「これなら開業してもうまくやっていける。大丈夫だ」と。

結果、A病院で泌尿器科を受け持った3年間、これといった大きな事故やトラブルもなく、自分でも納得のいく泌尿器科にすることができたと自負しています。これから開業を検討している勤務医の方にまず必要なことは、「これなら一人でもやっていける」という医師としての自信をつけることだと思います。そのために、勤務医の間に診療の腕を上げることはもちろん、積極的に所属している科の運営に関わっていくことが大切です。

独立のタイミングは？

①30代半ばからの5年間が勝負

独立、つまり開業のタイミングはいつがいいのか？　と質問をされることがあります。結論から言えば、30代半ばがタイミングとしては良いと考えています。人それぞれ、その人の置かれている環境はマチマチですから一概には言えない部分ももちろんありますが、自分自身の経験に沿って考えても、30代半ばから40代くらいが開業のタイミングかと思います。はっきりした数的根拠があるわけではありませんが、40代になると「勢い」がなくなるような気がしていましたし、あまり早すぎるのも患者さん側からみると信頼性に欠けるのではないかと考えていました。実際に私は35歳のときに今のクリニックを承継し開業しました。私が見聞きした中には29歳で開業している人もいますが、それは例外と考えています。

私は、あくまでも泌尿器という自分の専門科に対する自信がつき、診察から手術まで自分の裁量で問題なくこなせるようになったこと、それに関する全般的なオペレーションもこなすことができ、患者さんをトータルにケアできるようになったのがちょうど30代半ばだったということもあります。当然、勤務医のままでいいと思い続けていたら、このタイミングは訪れなかったと思いますし、「勤務医時代にこのままでいいのか？」という自問自答をしなければ、今の自分はなかったことをここで強調しておきたいと思います。そういう思いがあったからこそ、いい準備ができ、「ここが独立のタイミングだな」と思える瞬間を迎えられたのだと思っています。

② 世の中の動きに合わせた開業

さて、ここで「世の中の動きに合わせる」という視点について、参考程度に少しお話ししたいと思います。

世の中の動きに合わせるというのは、タイミングと診療科の選択です。承継するクリニックの診療科が何か、その時期はいつがいいかなどになります。よく聞く話に、耳鼻咽喉科を開業するときは、花粉症の時期に合わせたほうがいいとか、これは新規開業でも承継開業でも同じかと思いますが、開業してすぐに患者さんを集めるためにはこうした視点を持つことも必要なのかもしれません。こういったことは勤務医時代には、ほとんど考えなかったことです。

私の場合、専門は泌尿器科です。日本では泌尿器科は他の科に比べて少ない科です。デリケートな箇所の病気でもあり、かかりつけ医を探している患者さんもたくさんいらっしゃいます。私は開業するにあたって、耳鼻咽喉科のように四季に合わせた時期的タイミングについてはあまり考えませんでしたが、泌尿器を専門として選んだ背景には、日本では泌尿器を専門にしている医者が少ないという点を考慮しました。医学部を卒業して専門の科を決めるとき、こうした将来の設計を考えて専門や医局を選ぶことも重要かと思います。

環境を変えて、情報を集め、人脈をつくる

① 環境を変える

私は勤務医として勤務しはじめるころから、いつかは開業をしたいと考えていました。しかし、これまでもお伝えしたように、勤務医をしていると日常の流れの中に取り込まれてしまいがちです。

このままでは先に進めないと思い、まず考えたことは、今いる環境を変えなければならないということ。勤務医をしながら漠然と日々を過ごすのではなく、そうしていながらも自らの刺激になるような、そして自分は開業するのだということを再度意識するために動き出しました。

私がまずはじめたことは、グロービス経営大学院（https://mba.globis.ac.jp/ 以下、グロービス）に通いＭＢＡを取ることでした。このグロービスには私のように仕事を持っている人、もちろん会社勤めをしている方などが多く通い、人、モノ、情報が自然と集まる環

境が用意されていました。もちろんＭＢＡを取得するための経営学・経済学なども学んでいきます。

日本では医師というと、患者の診療・治療だけやっていればいい、医師は他の業種と比べてそれだけで確たるものがあるのだという考えがあると思います。勤務医とはいえ医師なのだから今さら他に勉強なんか、まして大学院などに行って学ばなくてもいいだろう、そう思われる方もいるかもしれません。たしかに、診療や治療をしていれば医師としての腕は上がっていくかもしれません。しかし、開業しようと考えているのであれば話は変わってきます。私が皆さんにお伝えしたいことは、勤務医をしている延長線上に独立・開業があるのではないということです。独立・開業するためにはそのための動き、準備をすることが重要になります。私も勤務医として漫然と過ごしてきて、このまま開業しても……という不安にも似た想いが去来していました。だからこそ、しっかり準備し、今の自分があるのだと思います。

ただ、本書でも述べてきたとおり、これからの時代、私たち医師を取り巻く環境は厳しさを増し、医師としてだけでは安閑とは過ごしていけないでしょう。まして開業して、経営者として医院を軌道に乗せていかなければならないとなれば、なおさらです。

医師と経営者、この求められる二つの役割をきちんと果たしていくためには、まず私自身に一番足りない経営学を学び、経営者としての意識と知識を身につけることが大きな課題と考え、グロービスに通うことを決めました。

②人脈を広げ、生きた情報をつかみ取る

私は開業の7年前にグロービスに入学し、そこから4年で修了（卒業）しました。グロービスでは、経営学のMBAを取得できたことはもちろん、多くの人と出会い、今の自分を支えてくれる人脈をつくることができました。とかく世間が狭い医師にとって、グロービスは異業種交流会的なものでもあり、今回、承継開業するにあたってお世話になったマッチング業者の情報なども、ここでの会話から得ることができました。現代社会では、情報はインターネットを使えばほぼすべて、それも容易に得ることができますが、残念ながらインターネットの情報には信用するに足りない、いい加減なものもたくさんあります。

一方、グロービスの仲間からの情報＝口コミは、経験者やその経験者から聞いた人からの確かな情報であり、私は人と人とのつながりの重要さ、人脈の威力を実感しました。

そもそも医師という職業は、その狭い世界や自分の殻に閉じこもって外の動きが見えなくなってしまいがちで、世の中の一般の価値観がわからなくなったりすることもあります。そんな自分の殻を打ち破るためにも、グロービスのようなところに無理やり身を置いて、経営に興味がある、経営者を目指す人たちの価値観に触れることができたのは、非常に価値があるものだったと思っています。

視野を広げ、今の自分には何が足りないのか、これはこうすればいいのか？　例えば銀行から借り入れするときには、どんな経営計画書を出せばいいのか？　経営を軌道に乗せるためにはどんなマーケティングが必要なのか？　など、「開業＝起業」ということを意識し、他の世界で起業を目指している人がどういう勉強をしているかを直接学びとることが大切だということを実感できるのではないかと思います。

ただ、ＭＢＡをとるとなると短くても2年から3年はかかるものですから、集中してそんなに時間がとれないというのであれば、起業セミナーなどに参加してみるのもいいかと思います。起業セミナーはせいぜい数日、一週間くらいの期間のものが多いので、参加するハードルもかなり下がります。

ＭＢＡにしても起業セミナーにしても、そういったところへ参加することで道が開かれるのだと思います。私はグロービスに通っている期間にあるゴルフのコンペで、私にとってその後の人生に決定的な影響を与えてくれることになる人物との出会いがありました。その人は、有明こどもクリニック理事長 小暮裕之氏です（以下、小暮先生）。小暮先生は、グロービスのことやその後学ぶことになるラーニングエッジのことなど、私にいろいろと教えてくださいました。小暮先生との出会いがなかったら、今の自分はなかったかもしれないといっても過言ではないほどの恩人でもあります。「こんなところがあるよ、こんないいものがあるよ」と何かにつけて親切にアドバイスをしていただきました。小暮先生ご自身も小児科医としてご自分の病院経営を成功させ、複数の分院をもち、その旺盛な好奇心・向学心は衰えることを知りません。後述する医療経営大学なども主催され、多くの医師たちと学び合っておられます。もちろん私も現在に至るまで勉強させていただいています。こういった人生のターニングポイントになるような出会いも、開業に向けて動き出していなかったら、なかったと思っています。

ちなみに先ほど出てきた小暮先生から教えていただいたラーニングエッジは、私もそこで多くを学ばせていただきましたが、本書の読者の方にもおすすめです。私はグロービスとは別に、開業が決まってからはじめました。世界や業界のトップクラスの講師からそのノウハウを学ぶことができるので、とても有意義だと思います。私はここでは主に、マーケティングを学びました。具体的には、病院のホームページからはじまって看板、チラシの作成に至るまでのノウハウです。またラーニングエッジ社主催のセミナー・講演会などへも参加し、ここでも全国各地から異業種の方々が来られるので、人脈づくりや異業種の経営手法などを勉強することができました。

③学び続ける姿勢が大事

もう一つ、私が参加してよかったと思うものに医療経営大学があります。参加したきっかけは前項でもふれた小暮先生と知り合いになったことです。医療経営大学は小暮先生が主宰する医療経営に関する勉強会です。小暮先生との会話の中で開業医についていろいろアドバイスをいただく中で、小暮先生が医療の経営について勉強する医療経営大学をつくるという話を聞き、ぜひ参加したいと、その第1号（第1期生）として入学することを決めました。正式に入学したのは、開業してからということになります。

まず、皆さんにお伝えしたいこの大学のすごいところは、「入学金１２０万円で

1000万円の成果保証をします」というもの。成果保証で売上1000万円が立つのですから入学金120万円も損はないでしょう（第2期生以降はコース別料金となります。詳しくは直接お問い合わせください。巻末に問い合わせ先となるHPの情報を掲載しております）。

具体的にどういうことを学ぶのかというと、単に売上を上げることだけではなく、看護師をはじめとするスタッフとの関わり方、経営マインド・経営理念の作成などについて学びました。そこから、経営者としての心のあり方、医師としてだけではなく経営者としての側面も磨くことができました。

小暮先生ご自身が、医師だけではなく他業種の経営者とのお付き合いも多く、またそういったセミナーに参加されて切磋琢磨されてきた方なので、単なる開業医の経験者というだけではなく、一歩先を行く感覚をお持ちの方ですので、その小暮先生からのアドバイスや教えは、自分にとっては目新しいことが多く、まさに目からうろことという経験を何度もしました。

また、この大学には数十人単位のコミュニティもあり、「看護師が辞めたがっている」とか「事務スタッフからの不平・不満が多いけど、どうしたらいいだろう」など仕事上の悩みをコミュニティで発信すると、「うちの場合はこうでした」などとすぐリアクションが返ってきて、実際の経験者の体験談を知ることができることは、非常に参考にすべき点が多く、勉強になります。それに、「悩んでいるのは自分一人じゃないんだな」「一人で考えこまなくていいんだ」と勇気づけられました。特に人事に関することは、繊細な部分でもあるので、あまり他医院の情報を知る機会は得られない中、仲間として率直にアドバイスをもらえるのはとても有難いものです。そして、すでに独立・開業している人で、どうしたら自分の医院がもっとよくなるかという、目指す方向が一緒で、共通の志を持ってがんばっている人たちばかりが集まっていることが、何より救いになります。よく「経営者は孤独」といわれますが、こういったコミュニティがあるだけで孤独を感じなくなるものです。これだけでもこの大学に入る価値はあったと思っているくらいです。

皆さんの中には経営と聞くと、細かな数字のことや資金繰りのことなど、まず数字のことを勉強するものだと思い浮かべる人もいるかもしれません。もちろんそういう話がないわけではありませんが、どちらかというとそうした細々した小手先のことよりもっと大きな視点で経営を見ていこう・考えていこうというのが小暮先生のお考えのようです。私も参加している仲間たちもそのお考えに共感しています。

授業は1年制で、私は第1期生で2019年6月に入学して今年（2020年5月）が卒業ということになります。月1回の座学（グループワークが多い）があり、毎週アカウンタビリティといって小暮先生や仲間たちへの報告があります。例えば「この1週間でこんなことがありました。こんな課題があります。こんなふうに解決しようと思っています」などを報告し合います。もちろん良い報告ができるように日々頑張ろう！となりますし、報告に対して仲間から「私はこんなふうに乗り越えたよ」などと意見がもらえます。毎週日曜日がこの報告会にあてられるのですが、問題や課題を設定して結果を報告することを毎週続けるのは正直キツイです。でも、1年近くやってきて得た学びの量から考えると、やることで損はなく、1年間がんばる価値があります。会場もいい雰囲気の中で頭を働かせようということで、雅叙園でやったりアメリカンクラブを使ったり嗜好を凝らしていますし、合宿などもやっているので、楽しみながらできることも大きいと思います。

また、小暮先生は、病院のブランディングというものにも力を入れるよう生徒にはすすめています。その一環がメディア戦略で、小暮先生ご自身もテレビ番組をもっていらっしゃったことがありますし、私にもテレビやラジオなどへの出演を紹介してくださいました。本書を執筆中に新型コロナウイルスの感染拡大で緊急事態宣言が出された最中、テレビ番組からコメントを求められ、私も何度かテレビに出演しました。そうやってマスコミへの露出度を上げていき、病院のブランドをつくり上げていくことが集患をはじめ、医師や看護師、事務スタッフの採用につながるわけです。

私が医療経営大学に入学したのは開業してまもなくでしたが、開業3年目とか10年目、20年目という方もおられ、年齢的にも経験的にも多彩な方々がおられます。現在のところは(本書執筆時2020年5月末)まだ私たち1期生だけですが、今後2期生、3期生と入学してくると医療業界の中での大きな勢力になってくるのではないかとも思っています。この医療経営大学には、YouTubeチャンネルがあります。私も出演していますが、皆さんにもぜひ見ていただきたいと思います。私が文字では伝えきれなかったことなどは、映像から汲み取っていただけると思います。開業前の方でも、私のように開業してすぐの方でも、開業して数年経った方でも関係なく入学できます。皆さんもこの医療経営大学に入学して同じ志をもった精鋭の中で切磋琢磨して、物心ともに開業へのテンションをあげていってください。

医療経営大学（HP・資料・YouTubeチャンネル）

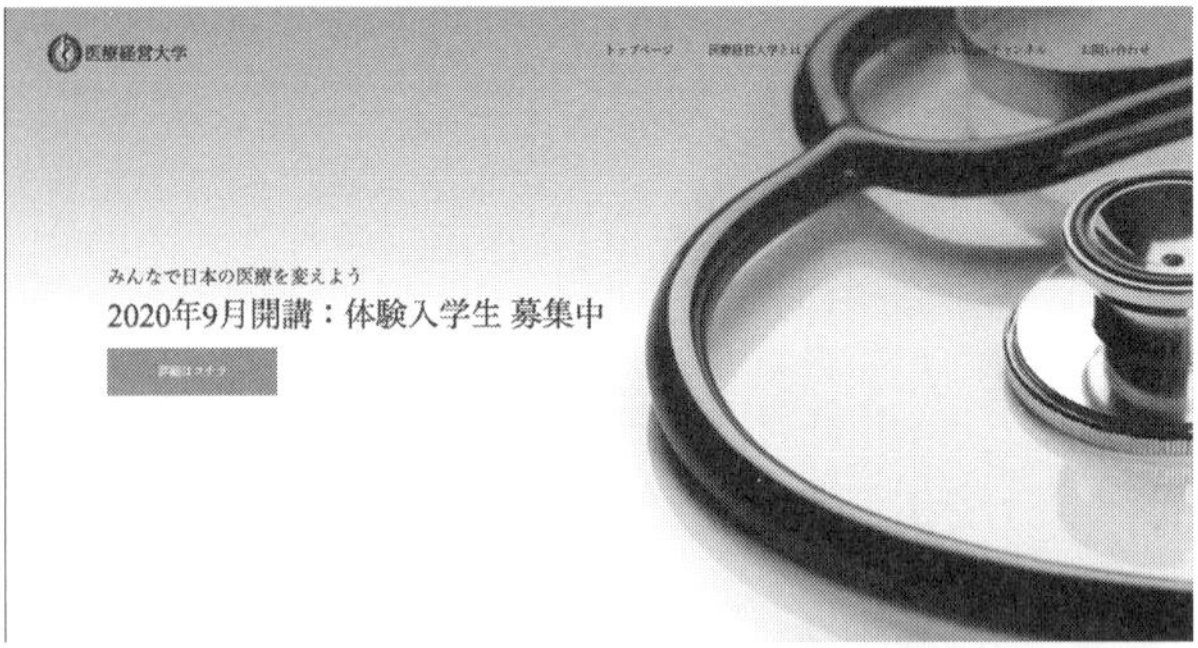

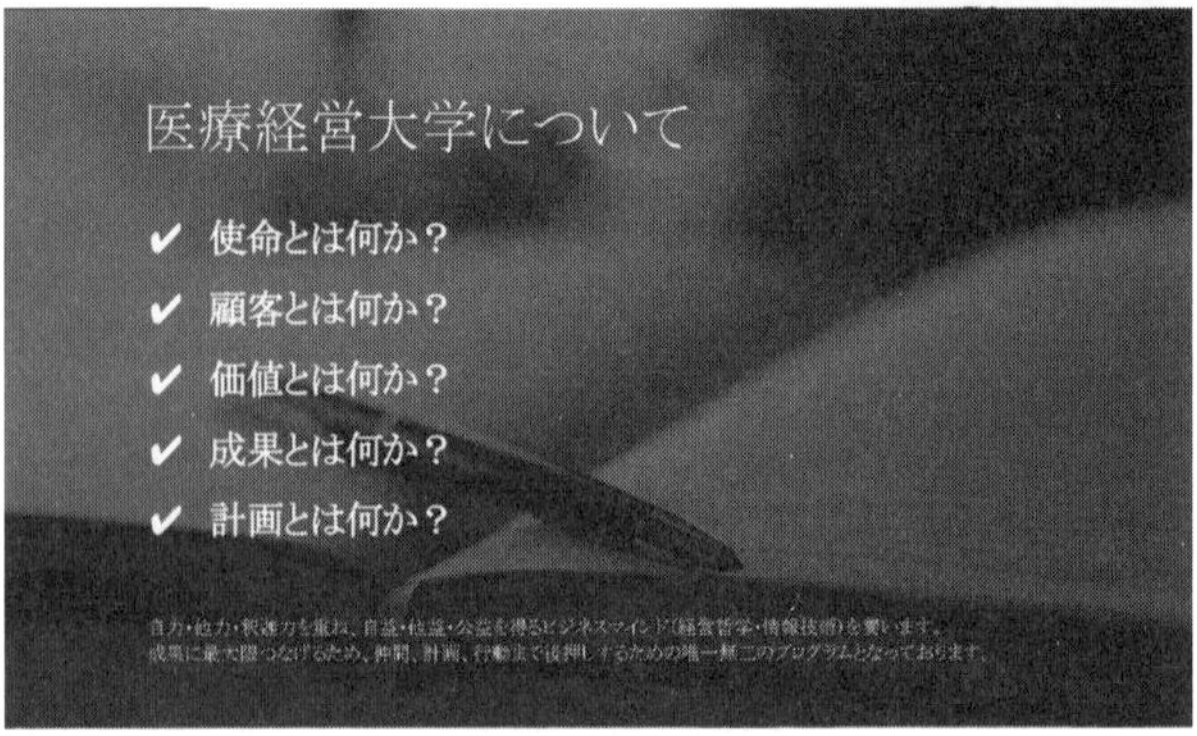

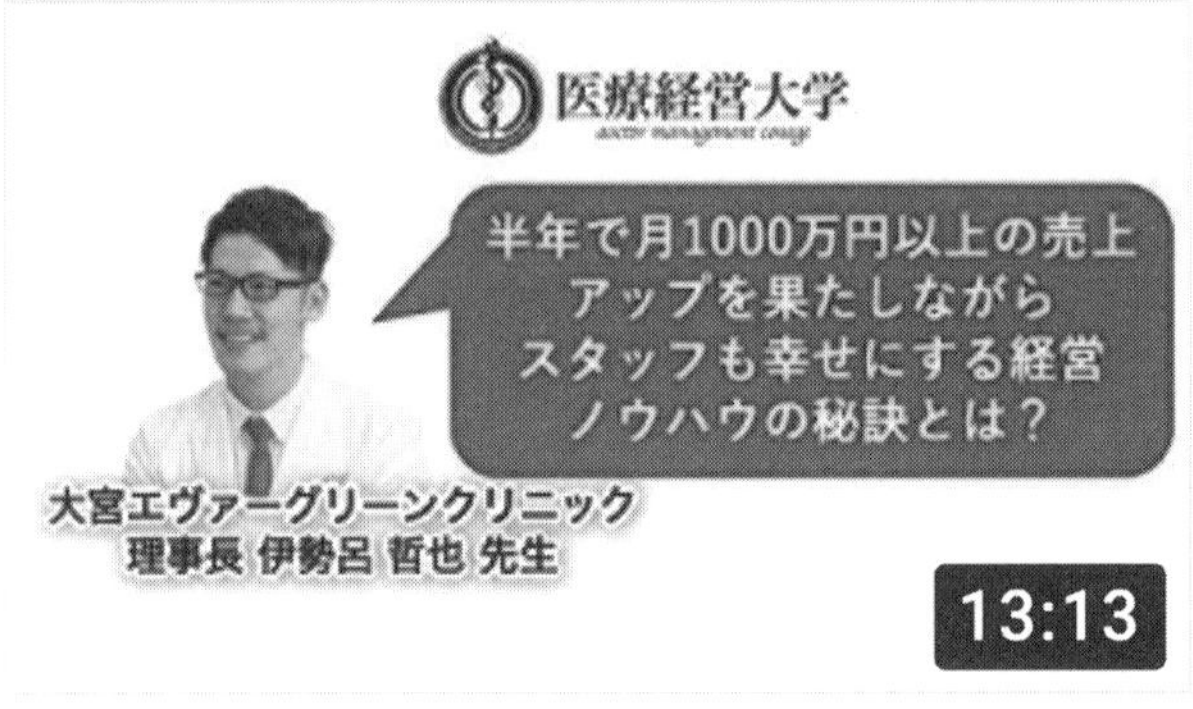
医療経営大学
半年で月1000万円以上の売上アップを果たしながらスタッフも幸せにする経営ノウハウの秘訣とは？
大宮エヴァーグリーンクリニック
理事長 伊勢呂 哲也 先生
13:13

開業に備えて専門以外の勉強

開業及び承継するにあたって、自分が今まで専門としてきた診療科目をそのまま引き継ぐことができればそれに越したことはありませんし、多くの開業医の場合そうしているのではないかと思いますが、私の場合、これを伊勢呂式とさせていただくとすれば、自分の専門科目だけでなくプラスして診れることができればと考えました。私の専門科は泌尿器科ですがそれに加えてということです。

つまり他科の勉強をして一人の患者さんを広く、たくさんのアプローチから診られたらいいなというのが、そもそものスタートでした。もちろん消化器科の先生にお願いして勉強したわけですが、「真剣に勉強したいのです」と真面目に、少し図々しくお願いすれば、だいたい教えてくれると思います。例えば胃カメラなどは、模型を使っての練習を経て、消化器科の先生の合格をもらい経験を積んでいき、アルバイトなどの口があれば、どんどん出かけていきました。泌尿器の医師が練習したくらいで、胃カメラの仕事があるのかと思われるかもしれませんが、何も専門医でなくても腕と経験さえあれば働くことには問題ありません。次に、勤務医でありながら他科の勉強をする時間なんてあるのかということですが、実は勤務医は、結構時間がとりやすいのです。常に診察がつまっている日ばかりではありませんので、オペが終わって胃カメラを見せてもらったり、教えてもらったり、オペをやって他科の勉強、そしてまたオペをやってという具合に合間を有効活用しました。時間をつくろうと思えばその点は全然問題ありませんでした。私の場合は一日休みという日もありましたので、そんな日は一日中勉強していました。勉強の期間は1年半くらいで1年が過ぎたころからは消化器外来で胃カメラを使った診察もできるようになりました。そして残りの半年間はいろいろなところの消化器外来のアルバイトに行きまくり、そうして数をこなし経験を積んでいったわけです。現在でも、何かあれば当院に来てくれている消化器専門医に質問したり相談したりするという貪欲に学び取るスタンスは続けています。

この他にも、消化器科を引き継ぐにあたって必要だったので乳腺の先生にお願いして、乳腺の読影についても教えてもらい、マンモグラフィの認定Aも取得しました。また産業医の資格もとっています。本来なら当該科の医師を雇ったり、外注してもいいようなことでも、はじめから資金が潤沢にあったわけでもなかったため、なんでもかんでも外注するというわけにはいかなかったという事情もあります。

現在は、診察よりも経営者の方面に力を入れていきたいという考えもあり、マンモグラフィなど数が増えてきているものは他の人に任せて、自分はあまり手を動かさないようにしていますが、やはり他人にお願いするにしても責任をとるという立場である経営者自身が知っておかなければいけないと考えています。私自身が他科にもかかわらず一生懸命勉強し修得する姿があって、はじめて周りも他科を診療科目として標榜することに納得するものだと思っています。

第3章

失敗しない承継開業の進め方

承継開業する医院の見つけ方

さて、この章では実際に承継開業で独立を考えた場合の手順について解説していきます。まずは、もっとも重要な、どこの医院を承継するか、承継する医院をどのように見つけるかです。

何をやりたいか？ 優先順位を決め妥協せずに

私の場合はまず仲介業者へ登録し、その仲介業者のデータベースを見るところからはじめました。インターネットを使って簡単に見れるので、空き時間に医院探しをすることも簡単にできます。また、仲介業者は常に情報をアップデートしているので、医院を譲りたいと考えている新規の案件が次々に登録されます。その中から自分の理想の医院がないか探していくわけですが、すでに医院として営業していない案件もあるので注意が必要です。つまり、患者さんやスタッフはいない、機材や設備だけの居抜き物件ということです。

私もインターネットで探した川崎のほうにある承継案件を実際に現地に見に行ってみたところ、すでに閉院して3か月も経っていたなんていうこともありました。たしかに建物や机、パソコンなどが〝モノ〟としてはあるので、承継できるのかもしれません。しかし、閉院してしまっていては患者さんがついていないわけですから、承継開業としてのメリットはないと言ってもいいでしょう。承継開業のメリットはすでに患者さんがついていて、経営の見通しが立てやすい点ですから、現在も診療（営業）を続けているかどうかの確認は、しっかり行ってください。私も毎日、承継案件をチェックしていいなと思ったら、その病院を見に行くという地道な作業を繰り返しました。

次に、選定していくポイントです。どういう医院を承継すべきかということですが、一番は「開業して何を目指すか？」で決まってくると思います。「田舎でひっそりとやりたい」とか、「あと数十年自分のペースでのんびりやりたい」など、そういう方であれば競合のいない、もしくは少ないところを見つければいいし、私のようにバリバリやっていきたいというのであれば、首都圏の一等地の案件に絞って探してもいいでしょう。いずれにしても、私が見たところではやはり案件が多いのは関東首都圏です。

それともう一つ選定のポイントとして、「何をやりたいか？」という点も大切です。私は泌尿器が専門でしたから泌尿器の医院を継げればそれに越したことはなかったのですが、泌尿器の医院はそう多くはありません。消化器ならならたくさんありますから、消化器科の承継医院を見つけて、その医院で泌尿器科を開くという選択をしました。泌尿器科を新たに立ち上げるのであれば消化器科ではなくてもよかったのですが、胃カメラにも興味がありましたし、消化器科では診察する範囲が多く、泌尿器と合わせたら口から肛門、尿道までと、より多くの病気を診れるようになり、医師としての幅も広がると考えました。

承継したら長い間その医院でやっていく、つまりほぼ一生の問題を決めるわけですから、「何をやりたいか？」、自分の中で優先順位をしっかり決めて妥協せずに案件を精査していただきたいと思います。

仲介業者との付き合い方

承継開業を志す場合、譲る側と引き取る側の間に仲介業者が入るケースがほとんどです。ここでは、仲介業者との付き合い方についてお話ししたいと思います。

まず知っておいてほしいことは、譲る側に自分の印象、つまり引き取る側となる医師の印象を伝えるのは、仲介業者であるということです。これはグロービスで学んだことですが、通常、メーカーの営業マンが新製品を店頭に並べてもらうためには誰と交渉すればいいのか？　並べてもらうためのキーマンは誰なのか？　それは卸の担当者と交渉し、落とさなければならないということです。承継開業では、この卸にあたるのが仲介業者ということになります。事業計画書や履歴書、職務経歴書などもまず、この仲介業者に渡してプレゼンをすることになります。その後、この仲介業者が譲る側の先生に、「伊勢呂さんという方は、こんな方で、こんな経歴を持っています」と話を持っていってくれるわけです。引き取り側となる私たちは、はじめは譲る側の先生と直接コンタクトをとれるわけではないということです。例えば、ある医院を承継したいという医師が複数いる場合には、仲介業者の方がどのように紹介してくれるのかが譲る側の医師に与える印象に大きな影響力を持つということです。私が承継したときにも、実際に仲介業者の方がかなり私のことを推してくれました。仲介業者からすれば、私だけではなく候補者は複数いるわけですから、その中から私を選んでくれるように、私としても選ばれるように付き合っていかなければならないわけです。医師をしていると製薬会社から「先生、この薬を使ってください」というように頼まれる、つまり営業される側の立場であることが多いでしょう。しかし、承継開業の仲介業者に対してはどちらかといえばこちらが頼む側、つまり営業する側として自分を売り込むというスタンスでお付き合いしたほうがいいでしょう。医師にとっては不慣れなことかもしれませんが、どこの医院を承継するにもまず、この仲介業者といい関係を構築することが肝心です。

譲渡先との面談で選ばれる方法

①履歴書（職務経歴書）、決意表明書は見栄えが大切

仲介業者との関係をしっかりつくりあげるということが、譲渡先の病院から選ばれる条件として重要であることはお話ししましたが、加えて履歴書、職務経歴書、そして決意表明書の作成も重要です。これらを仲介業者に託すわけですが、単に自己流でさっさと書いてもそれは自分が納得したものであって、譲渡先の医師が納得してくれるものであるかは

わかりません。きちんと譲渡先の医師に伝わるものをつくらなければ意味がありません。就職活動と同じで書類の段階でもいかに自分を売り込むかということです。

私は、これらの書類を専門のプロに見てもらいました。まず、私がワードで書いたぐちゃぐちゃなものを、足りないところを指摘してもらったり、整列・整序といった清書と文章の校正などをしてもらうのです。プロにお願いすることで履歴書、決意表明書の見栄えは格段に良くなります。この手の書類は見栄えがとても大事です。いくらすごい実績やいいことを書いたところでそれが伝わらなければ、相応の評価をしてもらえませんし、場合によっては読みにくいなど、見た目が整っていないという理由でしっかり読んでもらえないこともあります。ですから、プロに見てもらうというのは必ず行っていただきたいことです。

ただし、プロに見てもらうといっても大袈裟に構える必要はありません。転職のエージェントに登録するとか、行政書士にお願いするとか、そこまでは必要ありません。今はインターネットで探せば、こうした書類のチェックをしてくれる人はいくらでもいます。それも高額ではなく１０００円〜数千円で引き受けてくれます。

②諦めない、そして熱意は通じる！

さて、もう一つ私がよく聞かれることで、譲渡先との面談があります。書類通過のあとの面談というのは、最終的に譲る側がこの人に任せて大丈夫かと品定めする場でもありますから、とても重要です。

私の場合は、ちょうど譲渡先の先生がご病気になってしまったため、面談はありませんでしたが、仲介業者を通じて熱意だけはしっかり伝えていました。それで、スンナリ決まったのかというとそうではありません。実は、はじめは私ではなく、他の消化器の先生に決まったのです。前述のとおり先生がご病気になってしまい体調もあまりよくなかったため、消化器が専門ではない私に継がせても周辺のことを教えたり、しっかり引き継いでいく自信がない。それなら消化器の専門医に継がせたほうがいいだろうということでした。

私もその話を聞いたときはショックを受けましたが、そもそも20人いる候補の中から消化器の専門ではない私が最終候補の3人に残った、それだけ可能性はあったということだと考え、諦めることなくメールを送り続けました。「消化器の勉強は続けていますし、専門医の資格も取得しています。伊勢呂はいつでも待っています」という具合に。そうこうしているうちに、後継者に決まっていた医師に不都合が生じたため、私がお声掛けをいただくことになったのです。

後継者が決まってしまえば「さようなら」ではなく、諦めずにメールを送り続け、消化器科の勉強も続け、きちんとした履歴書や決意表明書を準備したことなど、やるべきことをしっかりやってきた熱意があったからこそ、相手にその熱意が通じたのかもしれません。

自分の考えている事業計画をハッキリ提示する

①餅は餅屋でいい

事業計画と聞くと、読者の皆さんは難しいというイメージがあるのではないでしょうか。

これは医師に限らず、普通のビジネスパーソンでも経営に近い人や、起業する人でもない限り事業計画を考える機会はそうありませんから、難しくて当然です。

事業計画には、ざっくりいうと、事業内容、売上計画、3～5年後の展望（将来のビジョン）などを盛り込みます。金融機関から融資を受ける場合、融資担当者はこの事業計画を見て融資するかどうかを判断するわけですから、細かい数字も含め、精緻な計画を練らなければいけないと思われるかもしれません。

もちろんこれから開業医として経営をしていくことになるわけですから、診療の傍らそうした数字の意識を持つことは大切です。しかし、この段階の事業計画で私が一番大切だと考えるのは、将来のビジョン、つまり引き継いだ病院をこうしていきたい、そのためにこれまでこういうことをしてきた、こういう資格を取ってきた、現状の診療に関しては問題なく引き継げること、さらに今後はこういうことを勉強していきますと、誠意と熱意がはっきりと伝わる内容を提示することだと考えています。

というのも、引き継ぎにあたっての数字的な計画や銀行からの融資については仲介業者がすべてやってくれます。その代わりとして仲介業者へ手数料を支払うわけですから、餅は餅屋に任せるのが、合理的といえます。

とはいえ、すべて任せっきりで、出てきた数字は見なくてもいい、読めなくてもいいというわけではありません。任せることと丸投げすることは別です。最終的に出てきた計画書について、自分が考えた将来のビジョンが反映された計画なのか、数字も合わせて自分の目で確認しなければなりません。見てもわからない部分もあるかもしれませんが、わからなければ聞いたりしながら理解していく、そして最終的に判断するのは自分ということを肝に銘じてください。

では、任せながらも自分で判断できるようになるためには、どのような知識・留意点が必要なのか、そのことについてお伝えします。

② 譲る側の希望金額も聞いておくといい

私が承継開業に魅力を感じた点は、すでにいる患者さんをスムーズに引き継ぐことで早期に経営を安定させられること、そして初期投資を抑えることができること、という二つの点でした。一方で、譲る側は自分がこれまで信頼関係をつくってきた患者さんを安心して任せられる後継者を探し、ご自分も引退への道筋をつけたい。そして、自分がつくってきた医院を正当に評価してもらった金額で売却したいという思いでしょう。譲る側が希望する譲りたい金額（譲渡金額）というのはあるもので、仲介業者と話して譲る側がいくらで売りたいと考えているのかなど聞いておきましょう。承継開業の場合、後継者候補を何人かに絞った上で入札ということもありますし、譲る側と引き取る側の一対一の交渉という場合もありますが、いずれにしても先に希望金額を聞いておくことは大事です。

③「診療圏調査」も重要な判断基準

診療圏調査という言葉をご存じでしょうか？　もしご存じないようでしたらぜひ覚えておいてください。一言でいうとマーケティングの調査です。自分が引き継ごうとしている医院がどの程度の患者数が見込めるか、また今後患者数の伸びしろがどのくらいあるのだろうかといったことを予測する調査です。立地条件なども含め、その医院がどのくらいの将来的価値があるかを前もって知っておくことは、承継後のマーケティングを考える上で非常に大切です。

現在の患者さん（今、医院に通院している患者）やプラスアルファの患者さんが後々の医院経営にとって大きな影響力を持ちますから、この診療圏調査やこの調査に基づく考察を仲介業者としっかりと話し合う必要があるでしょう。仲介業者がもってきた予測などの数字に対して、自分なりの考えや希望をぶつける準備をしておくことも必要です。

資金調達はどれくらい必要か

承継開業するにあたって、どのくらいの資金をみておけばいいかということです。もちろん新規でゼロから開業するのに比べて費用は抑えられます。大まかな目安としてM&A(買収)資金+2か月分の運転資金をみておいていただくのがいいでしょう。ちなみにM&Aをする際に仲介業者に手数料を支払うことになりますが、私の場合は、毎月の自分の給料から差し引く分割払いの形で手数料を支払っています。

私は昨年(2019年)4月に今の大宮エヴァグリーンクリニックを正式に承継をしましたから、4月と5月の運転資金を準備しておきました。2か月分というのはあくまで目安で経営状況によっても変わってきます。すでに売上がある医院を承継するため、毎月の収支が赤字でない限りは、運転資金といっても実質は自分の給与、つまり生活していくお金になるでしょう。可能であれば、承継する医院の前年度の月次の収支を確認し、承継する時期の前年度の収支がプラスだったのか、マイナスだったのかなどを調べて、準備する運転資金を検討しておくのが間違いなくていいでしょう。私が承継した医院は、大きな収入源の一つとして企業健診がありますが、3～5月は企業健診が少なく、7～11月くらいにかけてはぐっと多くなるので、4月の開業から2か月分の運転資金の準備ということでうまく切り抜けることができました。

また、これは医院を引き継いでからの話になりますが、各業者との間の交渉しだいで値引きや条件変更も可能です。開業後、臆することなく、医師としてではなく一経営者として業者とはいろいろ交渉してみるべきでしょう。ただし、業者としても値段交渉に応じるにはそれなりのメリットが必要ですから、発注する量がある程度あるなどということが前提になります。これは医業に限ったことではなくビジネス全般に言えることですが、私のところのように健診が多い場合、使う薬剤や器具の量、検査依頼も多くなるため、製薬会社や検査会社に対して大いに交渉の余地があります。承継案件の選定時に企業健診などを行っている医院を探すというのもいいかもしれませんし、まだ企業健診をしていない医院を承継するのであれば、承継後に周りの企業に営業をしてみてもいいと思います。こうした企業健診のような定期的に売上が入る仕組みがあると、経営が安定しますし、資金繰りや資金調達が楽になります。

話が少しそれましたが、まとめると、必要な資金としては、M&Aで必要になる譲渡金額と、承継開業後の運転資金が数か月分ということになります。

引き継ぎが承継開業の成否を決める

承継開業が決まると、いよいよ前院長からの引き継ぎに入ります。先にも述べましたが、この引き継ぎは後々の経営の成果を左右する非常に重要なものだと考えてください。では、気をつけるべき点について順に見ていきましょう。

① 引き継ぎ期間はどれくらいがいいか

引き継ぎにかける時間についてはケースバイケースではありますが、長ければ長いほどいいというのが私の結論です。

とはいっても、譲る側の院長の都合もあるでしょうからいたずらに長くすることはできません。私が実際に引き継ぎをした経験からすれば、仮に自分と同じ専門科の医院を引き継ぐ場合であれば、2～3か月あれば十分かと思います。もし、私のケースのように別の科の医院を引き継ぐというのであれば、半年くらいはかけたほうが安心できるでしょう。私は今の大宮エヴァグリーンクリニックを承継するにあたって、自分の専門ではない消化器科の勉強もありましたので、準備期間も合わせると新院長として赴任するまで9か月ほどかけました。その9か月間は、前職の病院の勤務医をこなしつつ、大宮エヴァグリーンクリニックの引き継ぎをするという、2つのことを並行していました。

はじめのうちは、大宮エヴァグリーンクリニックにちょこちょこ顔を出し、働いている看護師をはじめとするスタッフと顔なじみになるようにしていきました。そして、半年ほど前になると週一回ほど、前職の病院を退職して、時間がとれるようになってからは週4回ほど出勤というように、徐々に通う回数を増やしていき、引き継ぎを行いました。

②譲る側と引き継ぐ側との関係づくり

続いて、引き継ぎの具体的な内容ですが、私がもっとも大切にしたのは、譲る側である前院長（以下、T先生）との関係性です。

まず考えなければいけないことは、これまでT先生が長年やってこられた病院ですからT先生の理念や患者さんとの関係を理解・把握していくことです。また、一方で私の医療に対する気持ち、診療のスキル、この医院をどうしていきたいかなど、すでに履歴書（職務経歴書）、決意表明書などを通じてお伝えしていることを、この引き継ぎの期間でより具体的にT先生に理解していただくことが大切だと考えました。

「T先生は今までどのような思いで病気や患者さんに向き合い、接してきたのか？」、そして「それを引き継ぐ自分は今後どのような医療を目指し、この病院をどうしていきたいか？」、さらに「今後どういう医療機器を揃え、どんな種類の薬剤を使用していきたいのか」などについて、議論していきました。このような時間を経て、T先生と私はお互いの診療方針、理念の共有、相互理解を深めていったのです。

実は、承継が完了して1年経った現在も、T先生には週1回診察にきていただいています。長年、診てこられた患者さんの中には、T先生に親近感と信頼を抱いている方も大勢おられます。いきなり「私が新しい院長ですから、これからはすべて私が診ます」というやり方では、気持ちが離れてしまう患者さんも出てくるでしょう。もちろん、私が顔を出しはじめた数か月前からT先生には「自分に代わって新しい院長が来る」ということは患者さんにお伝えいただいておりましたが、それでも納得できない、不安に感じてしまう患者さんがいても当然だと思います。私も正直、週1回でもT先生の存在は頼もしいですし、折に触れて教えを乞うこともできます。患者さんの中には承継した後も前院長が来院し、私との関係をみて安心していらっしゃる方もいると思います。T先生には、今後も来ていただける間は診察をお願いしたいと思っています。補足になりますが、T先生には現在、顧問料という形で報酬をお支払いしています。

③重診《じゅうしん》期間の重要性

前項に引き続き、前院長と私の〝重なり〟の期間についてもう少し私の考えを述べたいと思います。この〝重なり〟の期間を、私は〝重診《じゅうしん》〟と勝手に造語をつくって呼んでいますが、重診の期間をできるだけ長く持つことが承継開業の成功の秘訣の一つと考えています。

前任の院長にとっても、自分がこれまで経営してきた医院は我が子のように大切なものであるはずです。「しばらく顧問として週1回でも2回でも来ていただけませんか」とお願いをすれば、回数の調整はあるかもしれませんが、多くの方は快く引き受けてくれると思います。前院長の健康状態などにもよりますが、引き継ぎ期間中はもちろん、引き継ぎ後もできる限り長く、そして高い頻度で前院長と一緒に勤務する時間を持つことをおすすめします。

承継が済んだ後に「私とは考え方が違う」とか「勝手にこんなことをやりだしている」といったトラブルが発生して承継がご破算になってしまったという話を聞いたことがあります。こうなってしまってはせっかくの承継がお互いにとって利益になりません。重診期間を設け、お互いの考え方や理念をしっかり共有していれば避けられることでもあります。「お互いに気持ちよく、いい関係で承継する」、そのためにも重診の時間が大切ということを覚えておいてください。

④ スタッフとの関係づくり

医院経営も一般企業と同じで自分一人だけでできることには限界があります。たくさんの患者を抱える医院には、それに対応するためのスタッフが必ず必要になります。

医院を承継した場合、スタッフについては次の二つの考え方があります。

一、現状のスタッフをそのまま承継する
二、組織を一新して新しいスタッフでスタートを切る

承継開業を考えている方の中には、自分が院長（経営者）になるのだから、すべてを一新して、スタッフについても新たに自分が雇用した人で運営したいと考える人もいるかもしれません。このような考えを否定するつもりはありません。昔からいるスタッフは給料もそれなりに高いケースが多く、待遇面でスタッフをそのまま引き継ぐのが難しいという場合もあるかもしれませんし、何より自分が教育・指導した人間と仕事するほうが気分的にも楽と感じる医師の方もいるでしょう。

しかし、私はスタッフの一新はあまりおすすめしません。それは、患者さんの立場に立って考えるとわかると思います。院長もスタッフもガラッと代わってしまえば、患者さんにとってはもはや自分が通い慣れた医院とは言えなくなるでしょう。勤務医をしている皆さんであれば、医師と患者との間の信頼関係をつくりあげることが容易ではないことはご理解いただけると思います。先ほど、重診という考え方についてお話ししましたが、スタッフについても同じことが言えます。患者さんにとっては、馴染みの看護師さんや事務スタッフがいることは安心につながるのです。つまり、医院を承継するというのは、患者との信頼関係も受け継いでいくことです。それをしっかりと受け継いではじめて、今通っている患者さんが今後も継続的に通ってくれるという、承継開業のメリットを享受できるのです。

そして、何より元々いるスタッフたちは、医院を引き継いで新しい院長として赴任する自分より、長く勤務し、医院のこと、患者さんのことをよく知っている人たちですから、とても頼りになる存在になるはずです。診察・事務などのすべてのオペレーションもスムーズに進むでしょう。そういったスタッフたちと良好な関係を築くことが、引き継いだ病院を一日でも早く軌道に乗せることができるかどうかに関わってくることは言うまでもありません。

もし、「院長や経営体制が代わるのなら私は辞めます」という人がいたら無理に引き止めることはしないまでも（ただし、あなたがその人をスタッフとして今後も必要だと感じた場合は別ですが）、現在いるスタッフは承継後にもできるだけ残ってもらい、さらに関係構築のために自ら歩み寄っていく姿勢が重要です。

経営の資源として、ヒト・モノ・カネとよくいわれますが、その中でもヒトはとても重要な資源です。医院の承継開業では、前院長、新院長、スタッフ、それに患者さんを加えて、四者が幸せになる道を選ぶことが、承継開業成功の秘訣ともいえます。

⑤ 交代時期をスタッフに明言しよう

私の場合は、承継する医院に通いはじめたころから前院長のT先生が、時期を決めて院長が交代することを患者さんに伝えてくれていました。もちろん看護師をはじめスタッフみんなにも伝えてくれていました。ですから突然、「私がこの病院を引き継ぎます」なんていうサプライズはありませんでした。

ただ、スタッフの立場になると、今までずっと一緒に仕事をしてきた院長、会社でいえば社長が代わるわけですから、心の準備というか考える準備も必要でしょう。場合によっては退職、そして次の職のことにも考えを巡らせなければなりません。ですから、自分がその病院を承継することが決まったらすぐにでもスタッフにそのことを伝える、もしくは、前院長を通じて周知していただくことをおすすめします。

ここで肝になるのは、やはり雇用の問題です。「院長が代わるなら私は辞めます」という人は残念ですが、本人の意志を尊重せざるを得ないかもしれません。しかし、長年勤めてきた人は仕事に愛着や誇りもあり、このままこの医院に残りたいと思うスタッフも当然いると思います。そういった残りたいと考えてくれているスタッフに「院長が代わったら私たちはどうなるのだろう」と心配をさせてしまうことはよくありません。承継後も継続雇用することを決めているのであれば、なるべく早くスタッフにその旨を伝えてあげるという配慮が必要です（ちなみに法人であれば、そのまま雇用契約を継続することは可能です）。それによって、スタッフにいらぬ心配をかけることなく日常の業務に励んでいただくことが病院にとっては何よりプラスになるでしょう。

⑥ スタッフの給与をどうするか？

さて、最後はスタッフの給料のことです。これは、とてもデリケートな問題なので、難しいところでもあるのですが、スタッフが継続雇用されることがわかると、当然次に頭に浮かぶのは給料のことでしょう。新しい院長になっても給料は維持されるのだろうか？ということです。これも前院長と話をしておく必要があります。前院長には一緒に働いてきたスタッフに対する想い入れもあるでしょうし、自分が退いたあとのスタッフのことも気になるでしょう。承継後しばらくの間は現状の給与体系が維持されるのか、その後、医院の経営状態などを考慮し新たな給与体系にする考えなのか、考え方はいろいろあるかと思いますが、どのような形にするにせよ、話し合いを通じて、あなたの方針を明確に伝えておくことが重要です。

この給与制度については、承継後の経営にも大きく影響を与えることですから、第6章の「経営を加速させる仕組みづくり」でまた触れますが、いずれにしても、院長や経営者が交代するという話が出たら、雇用や給与を含めた待遇面の問題というのは避けては通れないことですから、引き継ぎ期間あるいは重診期間中に前院長と話をまとめておくようにしましょう。

最後に承継開業による開業までの段取りを次ページに簡単にまとめましたので、承継開業を考えたら、参考にしていただけたらと思います。その他にも承継開業をする前にいろいろ話を聞きたいという方は、ぜひ巻末もご覧ください。

承継までの流れと手続き

医院承継のアドバイザーの選定

▼

アドバイザーとの打ち合わせ

▼

承継する医院の選定

▼

紹介・面談・条件交渉

▼

承継の計画立案

▼

合意書の締結

▼

買収監査（デューデリジェンス）

▼

契約書の締結・引き渡し

▼

引き継ぎ期間

▼

登記・変更の届け出など諸手続き

▼

承継完了

第 2 部

承継開業で
売上を伸ばす
医療経営戦略

第4章

まずは経営基盤を固めよう

院内の業務を覚えることからはじめよう

第1部では、勤務医時代に承継開業の準備として考えておくこと、やっておくべきことについて述べてきました。第2部では、承継開業する医院が決まり、実際に承継した医院の経営をしていく上で大切なことについてお伝えしていきます。

まずやるべきことは、当然ですが承継した医院の業務を覚え、しっかり日々の業務が回るようにすることです。新規開業に比べて、承継開業するメリットはすでにお伝えしたように、はじめから安定した売上があることです。その安定した売上をしっかり確保するためにも、業務が滞りなく回るように院内の業務を一通り把握しておく必要があります。

この業務の把握については、できるだけ時間をかけないに越したことはありません。繰り返しになりますが、私は正式に着任して承継する半年前から今の病院で診療をはじめました。そこで前院長のT先生からいろいろ教わりながら業務を覚えていきました。

もともとこの病院では健診（企業対象の健康診断）などをやっており、毎日その資料をつくるという業務がありました。T先生は朝早く開院の2～3時間前に出勤され、診療開始前に当日の資料を作成しておられました。しかしながら、私は通勤に少し時間がかかることもあり、T先生と同じように開院前に来て資料をつくるというのが難しかったため、代わりに診療のちょっとした空き時間や、昼食をとりながら、また休憩の時間などを資料作成にあてるようにしました。ときには閉院後の夜8時、9時まで残ってやったり、休日に来てやることもありました。やはり、医院を承継したばかりのときは、やることが多いですから、いかに時間を捻出するかが大切になります。私は自分の自由な時間を仕事にあてることは苦にならない性格なので、自分の自由にできる時間をどこにどう割いていくかを考えながら、できるだけ業務を早く覚えられるようにしていました。

「自分の時間を使ってやるくらいなら、誰か他の人にやってもらえばいいじゃないか」と思われる方もいらっしゃるでしょう。それは、正しい考え方だと思います。ただし、承継して業務を把握していくこの期間に限って言えば、最初は自分でやって覚えていかなければいけないと私は考えています。経営者は最終的に責任をとらなければいけない立場ですから、何かトラブルがあったときに「私は知りません」では済みません。ですから、後々は誰かに任せて自分で手を動かすことはしなくてもいいと思いますが、はじめは院内の業務を一通り把握するようにしましょう。私も最初は2時間前後かかっていたこの資料作成作業を今では5分前後で終わらせることができています。それは、他の人に任せることができるようになり、私は確認するだけでよくなったからです（現在は健診資料作成のために新たに2人のスタッフを雇っています）。他の人に任せることによって、空いた時間を患者さんの診療にあてることができますし、その他経営に関することや、勉強や情報収集、研修などへも時間を振り分けることができるようになりました。もちろん本書の執筆もこの空いた時間を有効利用しました。

業務を覚えながら経営に考えを巡らせる

承継する医院の業務を覚えるのにどれくらい時間がかかるかということについて、私は「同じ診療科を引き継ぐのであれば、ほとんど時間は要らない」と考えています。私の場合はもともと泌尿器科が専門で、承継した医院は消化器科の医院でしたから、他科（消化器科）の勉強をしながら胃カメラなどの習得も行ったため、スンナリとはいかず多少の苦労もありました。加えて、健診（人間ドック）もありました。健診についてはこれまでやったことがありませんでしたから、健診の資料作成をはじめ、学ばなければならないことがたくさんありました。

しかし、業務を覚えるのに時間がかかったことがマイナスだったとは思っていません。まず自分で覚えることからはじめて、どの仕事を他のスタッフに任せるか？　また、健診する項目、その結果についてのコメントをいかに効率よく的確に行えるか？　すでにあるマニュアルを使って任せられることは任せ、また自主的な判断が必要なことについてはどうマニュアル化するかなど、業務を把握する中で、改善点が見えるようになります。業務を実際にやってみることは、どうすればもっと効率が上がるのか、一日でより多くの患者さんを診ることができるようになるかを考える良い機会にもなります。

承継してすぐの時期は、業務を覚えること以外にも患者さんのこと、前院長との重診のこと、看護師・スタッフとのことなど、考えるべきこと、やるべきことが山積みです。ですが、この時期の作業を今後の経営について考えを巡らせながら取り組むことが、承継した医院を早く自分の目指す理想の医院に近づけることにつながります。

スタッフとの関係を構築しよう

医院を経営していく上で欠かせない存在が、看護師や事務のスタッフです。承継開業では、承継する医院のスタッフをそのまま引き継ぐケースが多いため、この残ってくれたスタッフたちと良い関係を構築することが、重要になります。

①スタッフへの説明会を開く

一通りの業務を覚えることと同時平行で、現状のスタッフに院長を引き継ぐことになった趣旨の説明（会）を実施することをおすすめします。院長が代わると耳にしたスタッフは、自分が勤める職場がどうなるのか、おそらく不安を抱えているはずです。スタッフとの意思疎通を図り、今後の業務をうまく進めていくための第一歩として、スタッフへの説明は重要な機会になります。

人は変化を嫌う生き物ですから、日々の業務にどんな変化があるのか、雇用条件は変わるのか、医院の体制など、自分たちを取り巻く環境がどうなるか、スタッフにとっては気になることが多くあるでしょう。忙しい業務のさなか長い時間を割いたり、大袈裟な説明会をする必要はないと思いますが、まず新しい院長となる自分がどういう人間なのか、それを伝えるだけでもスタッフの不安は軽減されるでしょう。

私は、正式に院長を引き継ぐ数か月前から医院に顔を出していましたので、スタッフの間では、近い将来、私が院長としてこの医院に赴任することは理解していた人も多かったと思います。しかし、時期をみて直接私の口からきちんと話さなければならないと思っていました。私の場合は、正式に引き継ぐ1か月前くらいから各スタッフと徐々にそういった話をするようにし、業務の合間を見て適時説明会も実施しました。あまり大袈裟にせず業務の中での話の延長線上のつもりで気軽な雰囲気の中で行いました。なるべくスタッフが緊張しないように心掛けたのです。

説明会の参加者は、私と現スタッフです。そこでは、まず私がこの病院を引き継ぐにあたっての心意気のようなものを話しました。前院長や仲介業者に語ったことと同じような内容も含め、この病院を引き継ぐことになった経緯です。

とにかくこの病院を引き継ぎこの地域の医療を守り、今いる患者さんをはじめ新しく来る患者さんの闘病を支えていきたいということをスタッフに伝えました。ただ、あまり気負いすぎないことが肝要です。ついつい自分の気持ちを相手にわかってもらおうとして力が入ってしまう気持ちもわかりますが、スタッフによっては重たく感じてしまう人もいるかもしれません。たかぶる気持ちを少し抑えながらも、伝えるべきことはきちんと伝えるようにしましょう。私の場合は、はじめは「あれがやりたい、こうしたい」という自分の主張はなるべく控え、反対にスタッフの考えを半年くらいかけてヒアリングしていき、正式に引き継いだ時期から自分のやりたいことを少しずつ伝えるようにしていきました。引き継ぐ半年以上前から非常勤としてこの病院に来ていましたので、その間にスタッフと接し、スタッフの思っていることをなんとなく感じ取ることができました。結果的には、この非常勤として勤務していた半年間は、スタッフとの距離を徐々に縮めるとても意義のある期間だったと考えています。やはり、いきなりトップが代わり、あれこれ方針を打ち出すというのには抵抗感があるスタッフも多いと思いますから、非常勤として勤務する期間を設けることをおすすめします。

②スタッフと個人面談をしよう

説明会と合わせて私が行ったのが現スタッフとの個人面談です。業務をしながら個々のスタッフとコミュニケーションをとる機会は引き継いでからいくらでもできますし、相談というかたちでスタッフから持ち込まれるケースもあるでしょう。しかし、ここで言う個人面談はそれとは異なり、個別に一人ひとりと話す機会を設けるということです。

個人面談で私が気をつけた点は、上から下への目線ではなく、これから一緒にやっていこうという仲間としての目線で接することです。こちらから伝えるというスタンスよりも、スタッフの要望なり考えを聞くというスタンスに重きをおきました。

とはいえ、まだその時点ではなんでも話し合える関係というわけではありません。スタッフによっては思っていることをハッキリと言えない人もいますから、そういう人に対してはこちらからも問いかけたりして、できるだけ相手に話してもらえるように心がけました。「今、何か困っていることはありますか？」という質問からはじまって、とにかく相手の話を聞き、院内の現状を理解するように努めました。スタッフの困りごとの相談の中には、話してもらわないとなかなか気づけないようなものもありました。例えば、「サンダル代が経費にならないので困っています」という相談に対して、「経費になるようにしましょう」という話もありました。

自分の気持ちや話を伝えることより、まず相手の話を聞き、受け止めることが大切です。時間はひとり20分程度、業務の合間を縫っての面談ですから、あまり長々とはできません。ですから、20分くらいが適当と考えています。

説明会にしても個別面談にしても、自然に話ができてお互いがうまく溶け込んでいくような感じが理想だと思います。そういう意味でも、承継前からなるべく早く病院に来て前院長と重診をする傍らスタッフとのコミュニケーションを少しずつ増やしていくことが重要になります。

そして、一通りスタッフの話を聞き終えてから、自分の今考えていることを少し話すようにしました。私の場合は、承継した医院に新しく泌尿器科をつくることを考えていましたので、「私は泌尿器科が専門だから、いずれ泌尿器科もやりたいと思っています。その場合は皆さんの負担にならないように進めていきます」といったことを伝えました。スタッフにとっては、消化器科が中心の医院で新たに診療科が増えることは心配の種にもなるでしょう。ですから、スタッフが負担にならないように配慮しているという気持ちをあらかじめ伝えておくことは、私にとって大事なことだったのです。

しかし、すぐにではないにしても新しい科が増えるということに、どうしても賛同できないというスタッフもいて、最終的に退職につながってしまいました。残念ではありましたが、組織運営をしていれば必ずこのような場面が出てきます。幸い前院長は、こと経営に関しては私の気持ちを尊重してくださいました。これは大変ありがたいことでした。それと同時に、第三者の承継開業はあくまで前院長と私の間での契約であることを改めて認識しました。これが、親や義理の親からの承継であれば、お互いの方針がぶつかり、揉めることもあるかもしれません。しかし、第三者の承継開業では、前院長、仲介業者、そして私の三者でじっくり話し合って決めた契約内容が指針となります。

このスタッフとの個人面談をしたことによって、スタッフには意見を言いやすいという印象を持ってもらえたと思っています。引き継いでから半年後くらいのことです。それまで私は知らなかったのですが、この医院では医療用のマスク以外、事務スタッフが着けるマスクは個人負担で購入していたのです。私はその話を聞いて、医療用以外の事務スタッフが着けるマスクも経費で購入できるようにしました。

最近、心理的安全性という言葉をよく耳にするようになりました。これは、「組織の誰もが自由に発言でき、そのことによって不利益を被らない状態」のことをいいますが、アメリカのGoogleのリサーチチームが「心理的安全性を高めることがチームのパフォーマンスを高めることにつながる」という研究結果を発表したことで世界中で注目されるようになりました。スタッフとの個人面談によって、意見を言いやすい空気が生まれたことは、チームとしてのパフォーマンスを上げるという面でも大きな意味があると考えています。

③スタッフの待遇面をどうするか

スタッフのことで避けて通れないのが待遇面のこと、主に給与の話です。私もこれまでは勤務医として給与をもらう立場でしたから、経営者になってスタッフの給与について考えるというのははじめての経験で、難しいところでもありました。「給与を上げます」という話なら私も困ることはないのですが、もちろん、いつもそうなるとは限りません。給与が上がる、給与が下がる、どちらにせよ、大切なことは、正直に伝えることだと思います。伝え方も「単にあなたの給与は高額だから」とか「今後うちはそんなに出せない」というようでは、私自身がスタッフだったとしてもとても納得できるものではありません。ですから、この医院を引き継ぐにあたり現在の経営状況がどうであるか、どのような課題に直面しているかを話すと同時に、補足として売上の推移を示したグラフや周辺医院の待遇の相場などを見せながら現状を丁寧に説明します。そして次に、今後の経営の見通しやどうなったら給与が上がるのかについても、きちんと説明することです。人は先が見えないと不安になりますが、目標が見えればそれに向かってがんばれるものです。そして、最後に大切なことが、「あなたはこの病院に必要なのです」という気持ちをきちんと伝えることです。

もし給与額や様々な手当、残業代などをどうやって決めればいいかわからないということであれば、専門家や同業の先輩などに相談するのもいいと思います。いずれにせよ、給与額というのはデリケートな問題ですから、きちんと根拠となるものを示す、そして繰り返しになりますが、正直に伝えることが大事だと思います。

私の場合は、結果的に承継してから業績が上がり、スタッフの給与を上げることができました。第5章で、私が実践してきた集患を増やすためのマーケティングについて説明しますが、スタッフに気持ちよく働いてもらうためには、やはり経営者として、いかに売上を上げていくかということにきちんと向き合っていく必要があるでしょう。

経営理念をみんなでつくろう

①経営理念をつくるメリット

新規開業、承継開業に限らず、〝経営理念〟をつくることをおすすめします。勤務医時代には経営理念について考える機会はなかったと思いますが、皆さん医師としての使命感や理念はお持ちだと思います。もちろん私も持っています。しかし、勤務医のときとは違い、これからは医師であると同時に経営者になります。医師としての理念だけでなく、経営する医院をどのような医院にしていくのか、その指針となる経営理念を考える必要があります。

「経営理念なんて本当に必要あるの？」と思う方もいるかもしれませんが、産能大学経営学部教授である宮田矢八郎さんの著書『理念が独自性を生む』（ダイヤモンド社）には、「経営理念がある」と回答した2752社の平均経常利益は4900万円、「経営理念はない」と回答した2236社の平均経常利益は2900万円という調査結果が掲載されています。この調査に限らず、経営理念がある企業のほうが業績が良いという研究や調査は多くあり、経営理念が経営にとってプラスになるということで、多くの経営者が理念経営を目指し、コンサルティングを受けたり、セミナーに参加したりしています。

経営理念を掲げるということは、企業として、我々にとっては医院として、目指すべき目標を掲げることになります。この目指すべき目標があることで、経営者のみならず、スタッフみんなが同じ方向を向いて日々の仕事を行うことができます。例えば、業務の中で判断に迷う事案がでてきた場合にも、経営理念、またはそれに付随する行動指針などがあると、迷わず結論を出すことができるようになり、業務の効率が上がります。これは、経営者だけでなくスタッフも同じです。すべての事柄について経営者が判断を下すというのでは、スピードが遅くなってしまいます。スタッフ自らが判断し、迅速に行動に移すことができる、これも経営理念をつくるメリットです。

また、経営理念があることで、採用面でもプラスに働きます。

例えば、経営理念がない医院で採用募集をしたとすると、応募者は「家から近い」「他のクリニックより給料がいい」「雰囲気がいい」などといった尺度が判断の基準になりがちです。これが悪いというわけではありませんが、経営理念があり、医院が目指す姿をしっかり示していれば、その目指す姿に共感した人が応募してくる可能性が高くなります。そういった人は、より志も高く、壁にぶつかったときにも乗り越えようとがんばれる人が多いと考えられます。

このように経営理念は、開業後の様々な事案に対して判断・決定が必要な局面で、私たちが進むべき方向を示してくれる「羅針盤」となるのです。

②スタッフも参加、一緒に行動理念づくり

さて、では実際にどのような経営理念をつくればいいのかというお話ですが、経営理念は自分一人の心の内に秘めていても意味がありません。医院経営に携わるすべての人、経営者はもちろん、医師、看護師、事務スタッフのみんなが同じ理念のもとで日々の仕事に取り組むからこそ意味を持ちます。つまり、経営者と従業員の共通認識になっていてこそ、効果を発揮するということです。

ですから、私は私を含めたスタッフみんなで経営理念を一緒に考え、つくり上げるという方法をとりました。おそらく「私はこういう理念を持っています。ですから、今日からこの理念に従って仕事に取り組んでいきましょう」と自分の理念を押しつけても、誰も共感してくれないでしょう。まして、本書ですすめている承継開業のように前院長の方針に慣れているスタッフに対してはなおさらでしょう。

そこで、私はある土曜日の午後を使ってスタッフと一緒に理念づくりの時間を設けました。みんなから意見を出してもらい、医院としての行動理念をみんなで決めていこうと考えました。

この行動理念づくり会議では、

「どんな職場にしたいか」
「どんな上司ならいい」
「仕事を指導するならこんな部下がいい」
「こういう病院なら他の人にすすめられる」

など、スタッフみんなの考えたことを箇条書きにしてどんどん出してもらいました。会議をはじめる前は、スタッフたちから意見が出るかどうか少し心配もしていましたが、いざ会議をはじめてみると参加者みんなからいろいろな意見や案がどんどん出てきました。これは、スタッフのみんなにとっても自分自身が働く医院をもっと良くしたい、気持ちよく働きたいという意識の表れだと思いました。経営者が勝手に決めた理念ではなく、スタッフたちも参加して一緒につくり上げることで、スタッフそれぞれにとって理念が自分事となり、効果が発揮されるようになります。

また、もう一つ工夫した点として医院の関係者ではない第三者に入ってもらったことです。ＭＣとして有明こどもクリニックからスタッフをお招きし、会議の進行などを含め、意見を伺うようにしました。例えば、理念の一つひとつについても、単に自分たちで文章をつくり上げるのではなく、実際に有明こどもクリニックの理念を参考にさせていただくということもしました。それと会議中にスタッフ同士がお互いに意見をぶつけあう中でどうしても同僚同士だと言いにくいことも出てきます。そんなときに第三者がＭＣとして仕切ってくれることでスンナリ話が進んでいきました。そうして意見を出し合い、議論を深め、その中からベストなものを選んでみんなで肉付けしていきました。

有明こどもクリニックではスタッフと理念を共有し、日々実践されているので、私たちにとってはかけがえのないお手本です。自分たちだけで話し合い、理念をつくり上げるのも悪いことではありませんが、すでに理念経営がうまくいっているところを〝先生〟として、教えを請うほうがより良いものができると考えたのです。また、私たちの考えたものを第三者の視点から中立的な立場で意見をいただけたのは、私たちの思いや判断を内省する上で大いに役立ちました。そういう意味では、会議に入ってもらう第三者の先生となるべき人は、この業界のことがわかっている先輩に来ていただくことに越したことはないと思います。

まとめると、この会議で重要なことは、みんなで意見を出し合い、みんなで話し合い納得して理念をつくり上げていくことです。これによって、一人ひとりが、働きやすい医院にしたい、患者さんに愛される医院にしたい、ということについて真剣に考え、その想いが理念となり、スタッフ各自がその理念の実践者として当事者意識をもって日々の仕事に取り組んでいけるようになります。私たちがみんなでつくり上げた理念は、みんなの気持ちを一つにするために、毎朝始業前にみんなで読み上げています。

大宮エヴァグリーンクリニックの理念カード

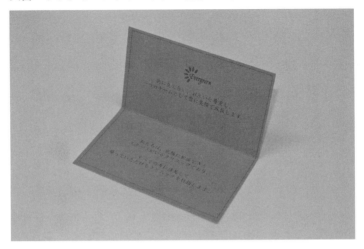

始業前の朝礼で理念を読み上げる

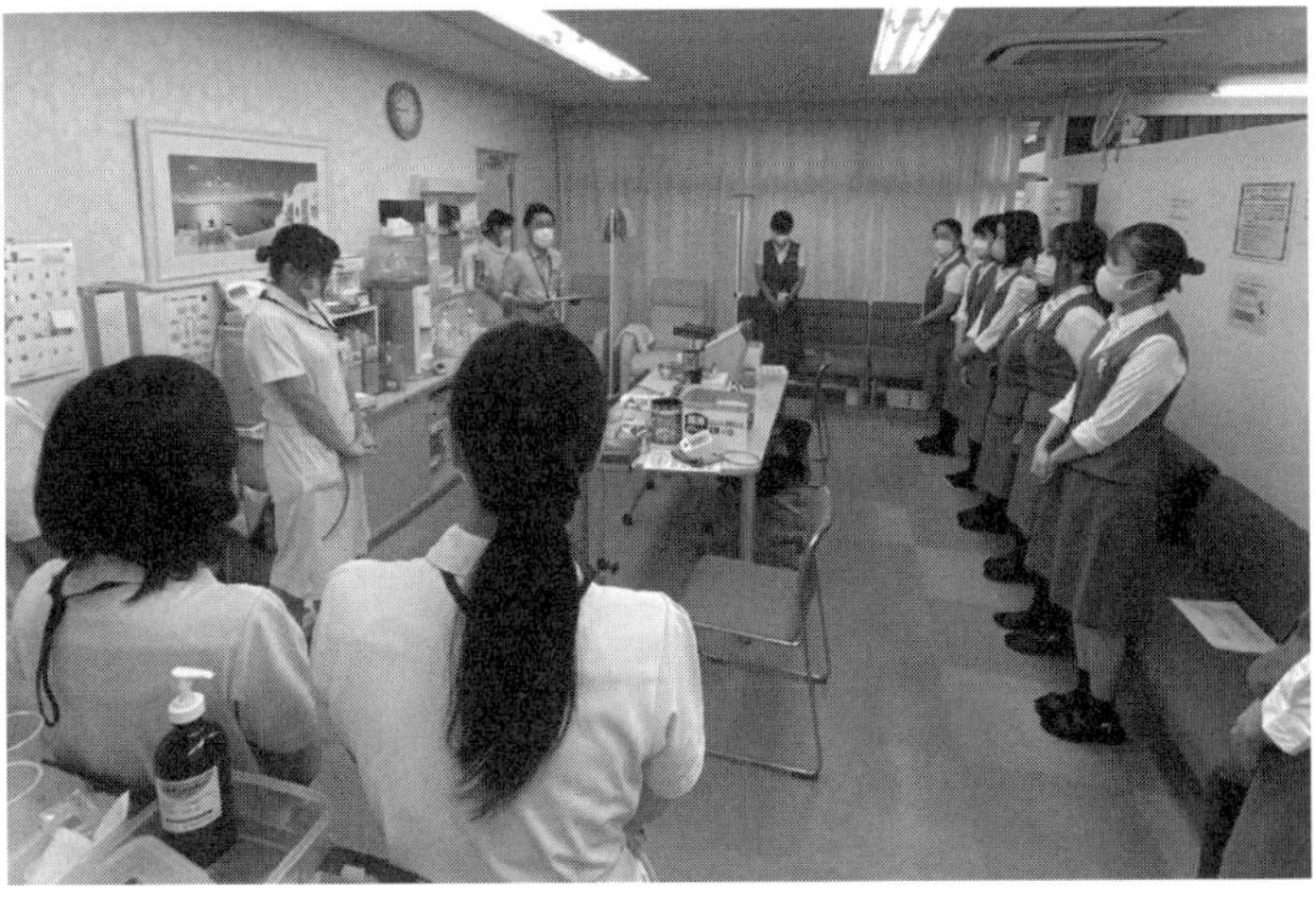

改革はゆっくり着実に進めていく

新規開業と違い、承継開業ではすでにある医院を承継しますが、新しく院長となったら、自分の考える理想の医療、理想の医院にしていきたいと考えるのは当然だと思います。しかし、改革はそれほど簡単に行えるわけでありません。ここでは、私がどのように改革を行っていったのかお話ししたいと思います。

①改革にはスタッフの理解が不可欠

何度かお話ししていますが、私の承継開業の特徴は単に今ある診療科を引き継ぐというのではなく、消化器科の医院を承継し、そこに泌尿器科を新しく開設するというものです。私からすれば、もともと専門の泌尿器科に消化器科が加わったということになりますが、スタッフにとっては今までの消化器科に泌尿器が加わるということです。

結果的に、私は泌尿器科の診療もはじめましたが、そこに至るまでには時間をかけて準備をしています。中でも重要だったことは、現在いるスタッフの理解をきちんと得るということです。

診療科が増えると当然やらないといけない仕事は増えます。負担が増えることを嫌うスタッフももちろんいますから、診療科を増やすことと一緒に、みんなの負担ができるだけ増えないように準備をしっかりしてからはじめるということを伝え、その言葉どおりに周到に準備をしていきました。

今いるスタッフは、診療科が増えたことを前向きにとらえて仕事に取り組んでくれています。診療科が新しく加わることで学べることが増え、自分自身の成長につながるというポジティブな人たちばかりです。私もそういうスタッフたちに対して感謝の気持ちを持ち、医院を今まで以上に発展させて、スタッフのがんばりに報いていきたいと改めて決意を固めました。現在の開業医が置かれている環境は甘くはありません。少子高齢化による患者数の減少、診療報酬の改定など、これまでと同じことをやっていたら、成長はおろか、ちょっと大げさかもしれませんが、「座して死を待つ」というのが今の医療を取り巻く環境だと考えています。

② さらなるステップへ。診療科を増やす

2020年4月からもう一つの改革を行いました。それは、休診日にしていた木曜日を診療日にしたことです。日曜祝祭日に加え、木曜日を休診日とするクリニックは多いので、近隣にある医院も木曜日は休診日にしているところが多いです。〝他人のやらないことをやらなければ成長はない〟と思っていますから、何も一緒に休む必要はないなと考え、木曜日を診療日にしました。当然ただ診療日を増やすだけではスタッフの負担が増えてしまうので、各部署に一人ずつ追加して採用しました。こうした改革もいきなりやるのではなく、スタッフと一緒に仕事をしていく中で、〝私〟という人間を理解してもらいながら、少しずつ実行に移していったのがよかったのだと思っています。

私は立ち止まることなく、今後も改革を続けていきたいと考えています。次の改革は、さらに診療科を増やす、あるいは他病院との連携を図りたいと考えています。増やしたいと考えているのは精神科です。精神科はどこも初診の予約待ちが2週間から3週間という状況です。「世の中、そんなに病んでいる人がいるのか」と思われるかもしれませんが、こ

れが今の現実なのです。まして現在（２０２０年６月執筆時）、新型コロナウイルスが蔓延し、テレワーク、外出自粛、ソーシャルディスタンスの確保など、ニューノーマルと呼ばれる新しい常識や日常に慣れない人が、うつ病などの精神疾患にかかるケースが増えてくると考えられます。私のところに来院する患者さんの中にも、心の問題を相談してくる方がおられます。「うちは消化器科、泌尿器科だから精神科に行ってください」というわけにはいきませんから、今の私の知り得る限りの知識でお話はさせていただいています。

せっかく私の医院を信頼してご相談いただける患者さんに、しっかりした診療を提供して救いたい、そしてそれがクリニックの成長にもつながると考えています。

それと精神疾患にかかった患者さんの中には食欲がない、胃のあたりが痛くなるといった症状を訴える方もいます。

「先生最近どうも食欲がなくて、仕事のことでもうまくいかないことがあるのです」

「そうですか、じゃ念のために胃カメラを診させていただいて、仕事のことで悩んでいらっしゃるのでしたら、胃カメラの後、精神科にも診てもらいましょう」

このように消化器科と精神科、どちらも診ることができる医院というのは患者さんにとってもメリットが大きく、需要が伸びていくのではないかと思います。私がこれから精神科の勉強をすると時間がかかってしまうこともありますから、精神科の先生を採用して空いているスペースで診療してもらうという形ではじめていくのもいいかと考えています。精神科は大きな機器などを必要としないため、椅子と机とノートパソコンを置いて患者さんを診察できるスペースがあれば、開くことも可能です。

他にも精神科をはじめる方法案として承継を探している医院をＭ＆Ａする、もしくは、どこかの精神科の医院と提携するという方法も考えています。

少し話がそれてしまいましたが、止まったら成長はないと考えていますので、とにかく止まらず走り続けたい！　高い志を持つスタッフに報いるためにも、自らも成長し、医院も成長していくように走り続けたい！　と思っています。

第5章

集患力を上げるマーケティング

ニーズの掘り起こしが必要

① そこは何もない「無」なのか？　成長できる土壌があるか？

いきなり生意気な言い方かもしれませんが、無からは何も生じないという言葉はマーケティングを考える上で非常に大切です。一昔前なら承継開業をして、すでについているお客様（患者）だけで十分食べていけるという状況でした。しかし、今は以前とはだいぶ違っています。地域にそこしかないという医院を承継するのであれば、マーケティングは必要ないかもしれませんが、首都圏のように競争が激しいところでは調査からはじまってしっかりとしたマーケティング戦略を組み立て実行していかなければ、経営はどんどん先細っていくでしょう。

私の場合は、ラーニングエッジなどでこうしたマーケティングの必要性を学びました。

一般的な業界の企業では何か事業を立ち上げる場合に、マーケティングが必要不可欠です。ラーニングエッジでは他業種の経営者やマーケティング担当者などとも幅広く交流し様々な手法を学ばせていただきました。もちろん、大宮エヴァグリーンクリニックを承継するにあたっても、仲介業者とともに周辺のマーケティング調査を実施しました。自分の専門である泌尿器科は周辺に何件くらいあるか？　消化器科は何件あるか？　他の病院の営業時間（診療時間）は何時までか？　日曜祝祭日以外の休診日は設定しているか？　などです。私がこの地域で開業して勝算があるか？　伸び代はあるか？　何をすれば売上を伸ばすことができるのか？　も考えました。様々な調査をした結果、消化器科の数は結構あるのですが、その中でもやっていけるという目算が立ち、さらに、そこに泌尿器科を加えれば十分に成長の見込みはあると考えたのです。もともと、消化器科の医院に比べて泌尿器科の医院は少ないのですが、幸い周辺には泌尿器科は1件しかありませんでした。これはチャンスだと思い、消化器科に加え泌尿器科のニーズの掘り起こしを進めていきました。つまり、何もない「無」ではなく、マーケティング調査をした結果、医院を育てていける土壌が〝ある〟ことがわかったのです。

①マーケティングと一言で言っても

さて、マーケティングと一言でいっても、何をすればいいのかよくわからないという方も多いはずです。実際に私も勤務医時代にはマーケティングなんて言葉は口にもしなかったし、考えもしませんでした。繰り返しになりますが、ラーニングエッジで他業種の方々がマーケティングに関して多くの時間と労力を割いているのを目の当たりにし、医院経営者としてマーケティングをしっかりやらないとダメだなと痛感したのです。

私がそこで習ったマーケティングの定義を医療業界に置き換えて言うと、「患者さんの価値観やニーズをしっかり掴み、治療やそれに付随した医療サービスを行い患者さんに喜んでいただく仕組みをつくること」になります。

患者さんに喜んでいただければその患者さんは病院のリピーターになり、何かあれば「伊勢呂先生のところに行こう、相談に乗ってもらおう」となります。口コミもしてくれて新たな患者さんも紹介してくれるでしょう。そこで私は、「何が求められているかのニーズの調査」「新しい治療や医療サービスの提供」「病院の宣伝広告」「患者さんのサポート」までを含めた、患者さんのニーズや価値観を捉えた医療機関としての活動を大きな意味での「マーケティング」であると解釈しました。私が行っているマーケティングもまだすべてとは言えませんが、この要素のいくつかは実行できていると思っています。

② 患者さんが来院してくれることをイメージしよう

では、実際に患者さんはどうすれば来院してくれるのでしょうか? マーケティングを考える際にはそれをイメージすることが大事です。私はまず「徹底した患者志向」ということを考えてみました。〝お客様は神様〟という言葉がありますが、私たちの世界では〝患者様は神様〟ということになります。いくら立派な病院、施設、医師がいたとしても患者さんが来なければ潰れてしまいます。そうならないために患者さん第一で考えてみるということです。

当院は消化器科に加えて、泌尿器科も診ることができます。それと企業さん(もちろん一般の方も)には健診も受けていただけます。胃カメラやマンモグラフィなど、しっかり技術を習得した医師がいます。スタッフへの教育も行き届いています。ですから「当院はこんなに魅力的です」と宣伝することもできるでしょう。そういった見せ方も必要ではありますが、私はそれよりも患者さんが必要としていること、患者さんが病院を選ぶ際の価値観がどこにあるかを見極めることを優先しました。そのためには患者さんが当院を選んでくれるためのステップをイメージすることが重要です。

ステップ❶「当院を見つけていただく」
ステップ❷「当院に関心を持っていただく」
ステップ❸「現在かかっている病院や他の病院と比較検討をしていただく」
ステップ❹「電話なりホームページから問い合わせをいただく」
ステップ❺「初診予約をしていただくか直接当院へ来院いただく」

私はこの５つが患者さんが当院を選んでくれるステップだと考えました。ステップ４は省略される場合がありますが、新患の多くはこんな流れを踏んで来院されるケースが多いと思います。たとえ口コミであっても自分である程度の情報を掴んでから来院される方が多いのではないかと思います。そしてこの各ステップにおける患者さんの心理的状況や思考などを考えた上で、どうしたら次のステップに進み最終的にステップ5にたどり着いてくれるかを考え、その解決策として施策を打っていくことが具体的にマーケティングでやるべきことになります。次項から具体的な内容をお伝えしていきます。

ホームページを刷新しよう

①〝なんでもかんでも〟は止めよう

一般的には、まず当院の存在をより多くの人に知ってもらうことに、いろいろと考えを巡らせることになります。承継開業の場合はすでに患者さんがついていますから、新規開業ほどここであくせくする必要はないかもしれませんが、新患を集めるためには、まず周辺の方々に当院を認知していただかなくてはなりません。

そうした場合に、「ホームページを綺麗にしなきゃ」「Twitterもやらなきゃ」「ブログも開設しよう」「Facebookもやらなきゃ」といろいろなことが頭に浮かぶかもしれませんが、深く考えずにやみくもにいろいろなことに手をつけることはおすすめしません。

世の中でいろいろ行われているマーケティングの施策は上手に使えば、どれも効果のあるものですが、戦略もなくいろいろと手を出してすべて中途半端になってしまっては時間とお金がもったいないです。例えば、ブログにしてもはじめたはいいが、そのうち更新がずっと止まってしまっているのをよく見ます。もし、お客様が更新の止まったのを見たらどう思うでしょうか。「この病院ちゃんとやっているの？」「いい加減な病院かもしれない」「こんな病院かかりたくないな」と思われてしまう可能性があり、せっかくはじめたことが逆効果になりかねません。偉そうに言っている私も実はいろいろやってみた口なのですが、駅の看板広告だけは失敗でした。大宮駅といえば全国でも屈指の乗降客数、乗り換え客数を誇るターミナル駅です。ここに看板広告を出せば効果はあるだろうと、短絡的に出してしまった結果、この看板を見て新患として来院された方はゼロでした。これは、来院された新患の方へ「来院したきっかけは？」というアンケートで判明したことです。出した場所やタイミングにもよるのかもしれませんが、正直、ガッカリしました。よく考えると、一昔前とは違って駅のホームにいる人の多くはスマホを見ていますから、以前ほど看板広告の威力はないのかもしれません。集患のためというより、どちらかというとステータスとして掲げているというのが実態かもしれません。

この看板ミス（私はそう呼んでいます）のように何も考えずに〝効果がありそうだから〟、という軽い気持ちでやっても結果は出ないということです。

「あれも、これも」ではなく、まず落ち着いて先ほど述べたステップに従ってどんな施策を打てばいいかを考えるようにしましょう。

②ホームページに患者さんとの接点としての役割を担わせる

私が当院を承継してまず手を入れた宣伝ツールがホームページでした。一昔前までは「インターネットの普及もあって」なんていう言い方がされていましたが、もう今の時代「インターネットは当たり前」という時代になりました。世代に関係なくスマートフォンをお持ちの方も増え、ご年配の方でも驚くほどスマホを使いこなしています。そういった現代人は自分の健康に何か不安を感じるか、それこそどこかに痛みでも感じれば、インターネットを使って自分で病院を探します。そこで重要になるのが医院のホームページです。

かつての医院のホームページといえば、その医院に行けば書いてあるようなことだけしか載っていませんでした。診療科目、診療時間、担当の医師の紹介ぐらいです。気の利いたところでは健診のご案内なども載せていましたが、その程度です。しかし現在では、それだけではホームページ、つまり患者さんとなるお客様とのはじめの接点における情報提供という役割を果たしていないと言っても過言ではありません。

患者さんはそこから情報を得ようとしているのですからそのニーズに合った内容にしなければ来院にはつながりません。患者さんと当院のはじめての接点の場所、というのがホームページであると私は認識しています。ですから、ホームページが患者さんに与える第一印象は非常に重要だと思います。一言でいえば「患者さんに対して当院の見える化を担っている」のがホームページなのです。最近いろいろなところで〝見える化〟という言葉を見かけますが、まさしく文字どおり来院されなくてもある程度まで当院の顔を患者さんに見えるようにするのがホームページの役割です。ですから、当然見た目もきれいに、おしゃれとまではいかなくても患者さんに良い印象を持ってもらえるように心掛けました。写真やイラストなどもできるだけ多く使い、わかりやすさにも細心の注意を払いました。

③ ホームページは情報発信ツールでもある

ホームページは、患者さんと当院の接点であると同時に情報発信ツールとしての役割も担っています。ホームページは常に更新し新しいものを加えていくということは以前からいわれていることですが、なかなかうまく運用できていないところも多くあります。

その原因の多くは、新しい情報をアップしている時間がないというものです。それは、専門に任せられる人材が院内にいないというのもあるでしょう。

大宮エヴァグリーンクリニックHP

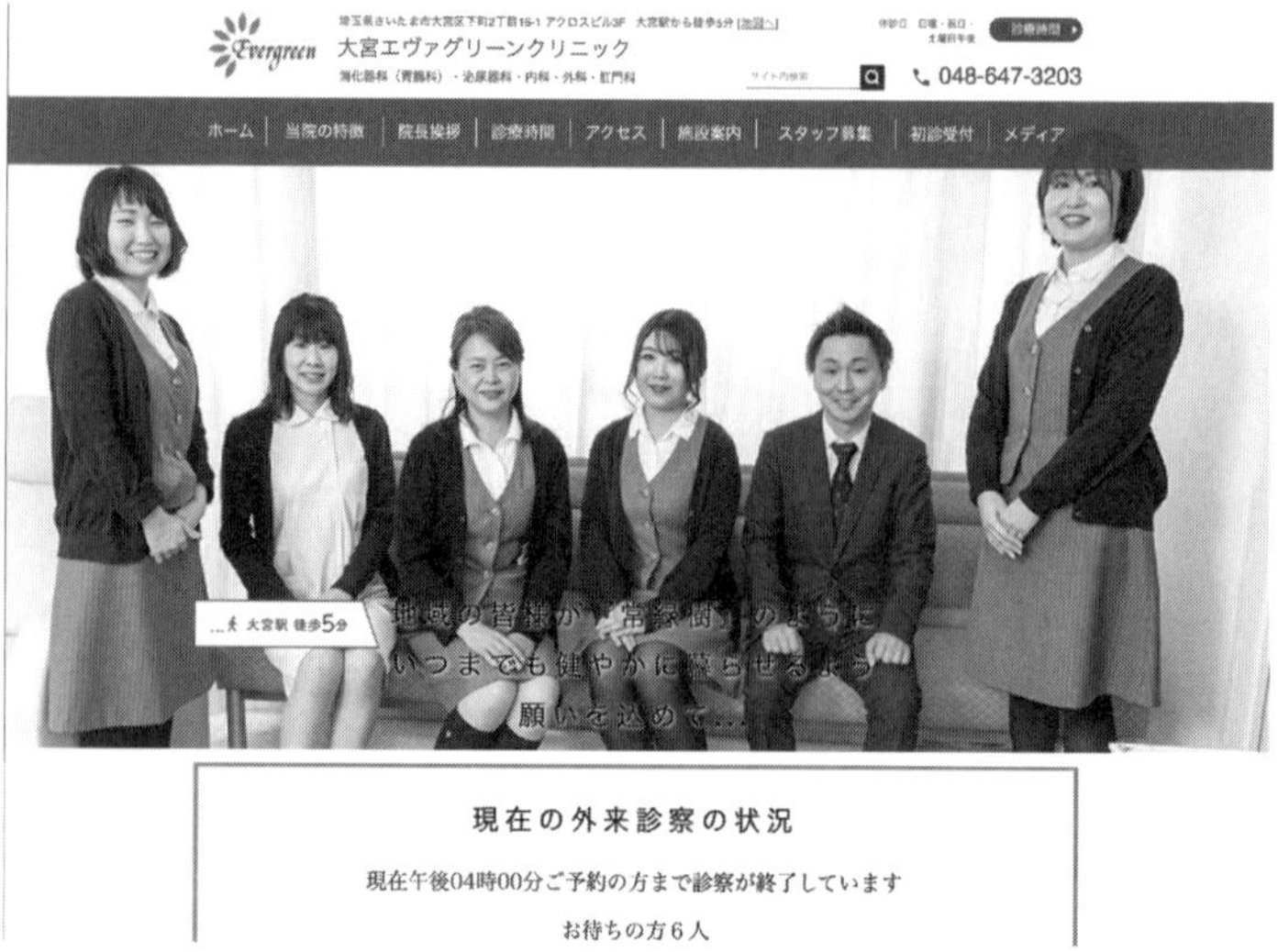

しかし、これからの時代はそうも言っていられません。世の中のみんながインターネットを介して情報を得る時代ですから、やらないとどんどん先細っていくと考えたほうがいいでしょう。マーケティングをやってはじめてスタートラインに立てる。そして、戦略的にマーケティングを運用しているところが勝っていく、そういう時代です。幸いという言葉は正しくないかもしれませんが、医療業界は一般の業界に比べて遅れています。これからきちんとマーケティング戦略を立て、運用していけば結果を出せる業界です。数ある病院の中でいかにして自院を選んでもらうかという闘いの中にあることを

新型コロナウイルスを取り上げた院長コラム

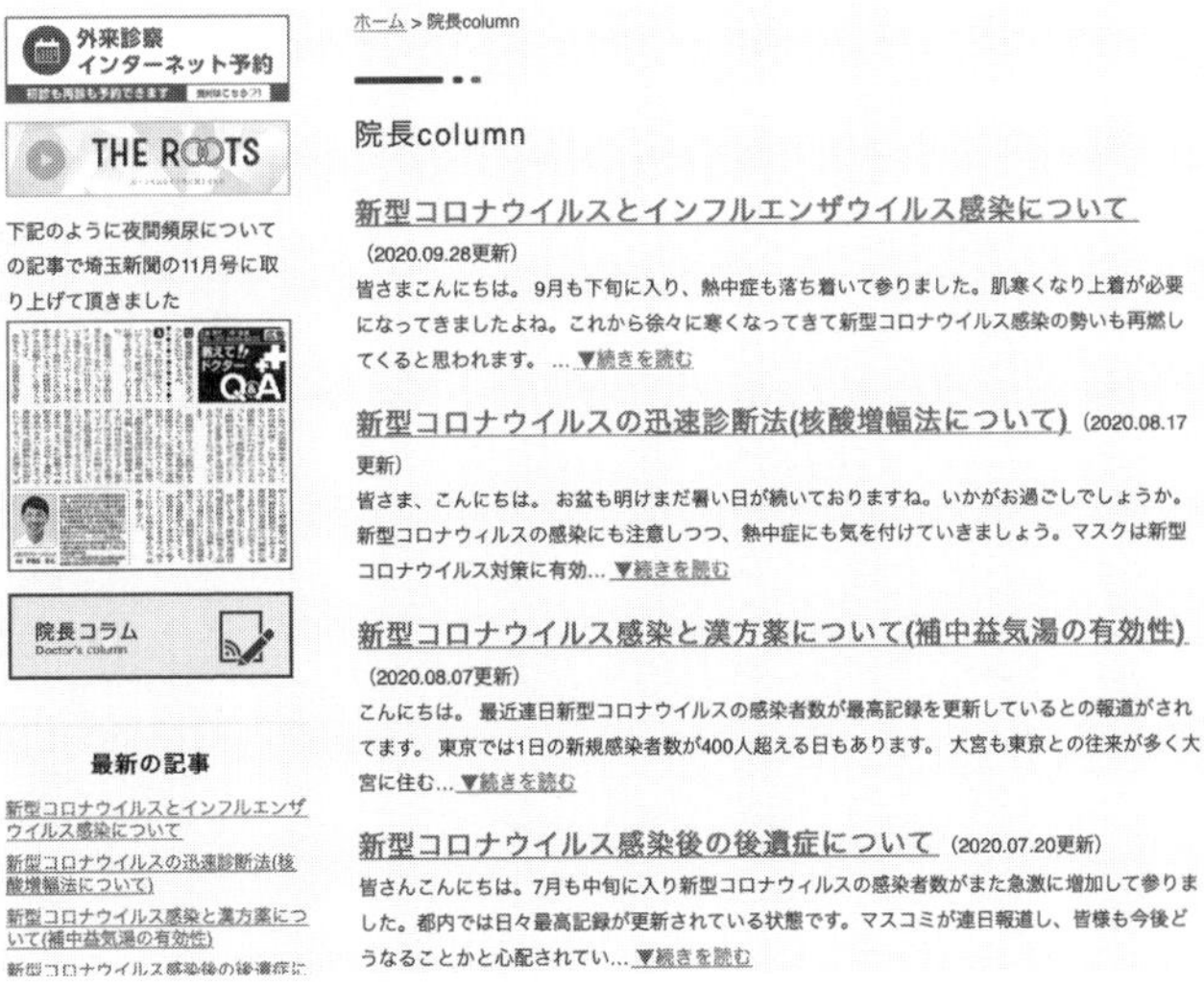

頭に入れておいてください。

私はそういう認識のもと、ホームページに記事を掲載し、更新を続けています。この記事は出勤中の往復の電車の中で書くこともありますし、休憩や食事時間のちょっとした合間に書くようにしています。


ホームページを集患のツールと考えた場合、記事の更新・アップは必要不可欠でしょう。私は院長コラムというコーナーを設けて泌尿器や消化器に関する記事を絶えずアップしています。専門ということもあり、どうしても泌尿器に関する記事が多くなり内容も泌尿器のほうが深くなりがちですが、本書を書いている昨今では新型コロナウイルスに関するワクチンや治療薬の話、予防の話などもアップしています。本書を執筆している最中にも、ホームページの私の記事を読んだテレビ関係者から問い合わせがあり、情報番組にコメントさせていただく機会を得ました。もちろん、テレビに出ることが目的で記事を書いていたわけではありませんが、きちんと記事が見られているというのは率直にうれしいですし、今後も続けていくモチベーションになりました。

こうして記事を書くことでたくさんの反響をいただくようになり、それが来院につながり診療をさせていただくことも増えています。また、すでに来院していただいている患者さんからも「いつも読んでいますよ、勉強になります」「先生いろいろご存じですね、頼りになります」などの感想をいただくと、情報発信源としてホームページが機能していることを実感しています。

　また意外と効果が大きいのがネット受付をはじめたことです。私が承継した当初はホームページからの診察受付の機能はありませんでしたが、今では初診の3分の2がネットからの申し込みです。午前中30人の初診が来たとすると20人がネット経由ということになります。中高年

メディア露出情報をHPに記載

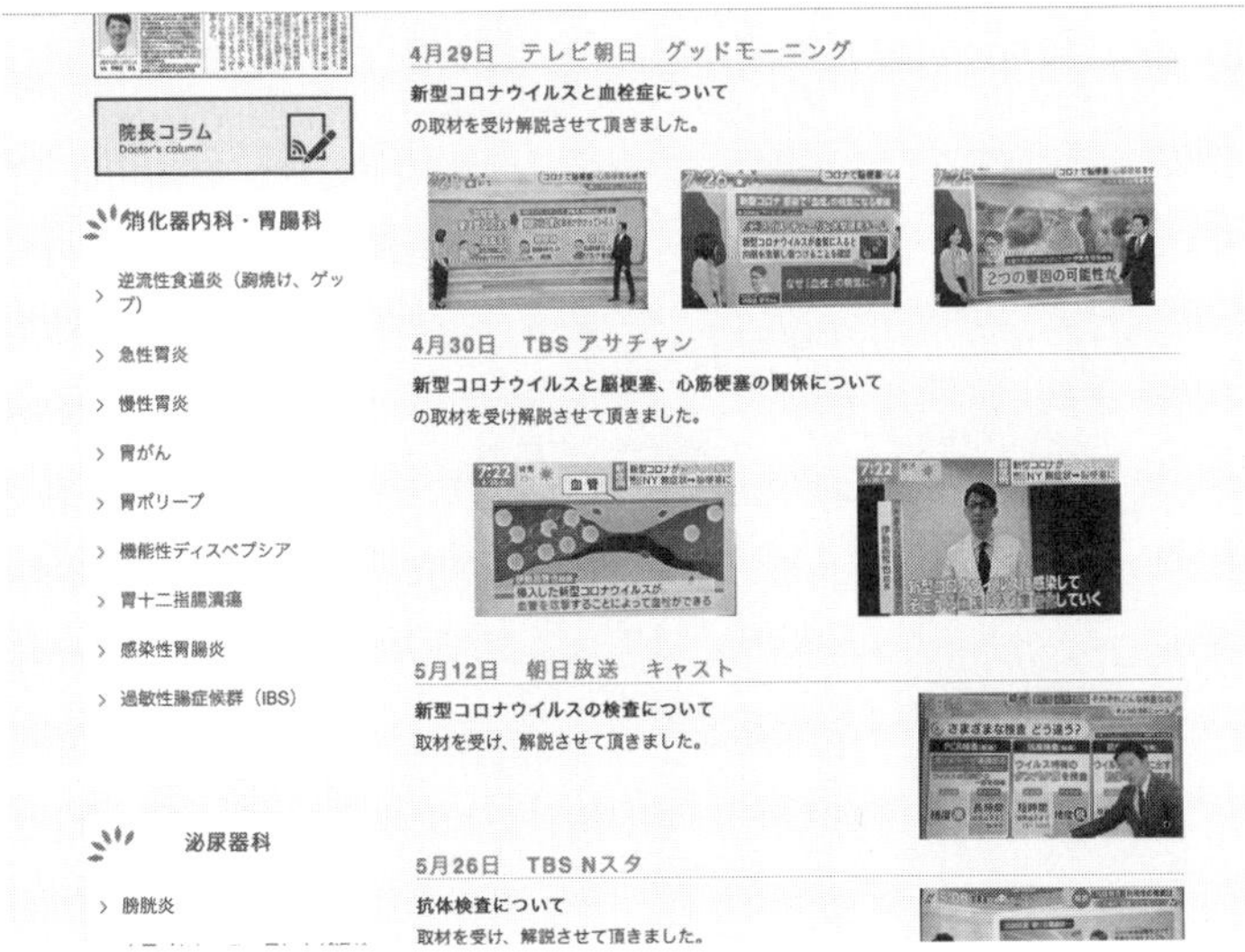
院長コラム
Doctor's column
消化器内科・胃腸科
逆流性食道炎（胸焼け、ゲップ）
急性胃炎
慢性胃炎
胃がん
胃ポリープ
機能性ディスペプシア
胃十二指腸潰瘍
感染性胃腸炎
過敏性腸症候群（IBS）
泌尿器科
膀胱炎
4月29日　テレビ朝日　グッドモーニング
新型コロナウイルスと血栓症について
の取材を受け解説させて頂きました。
2つの要因の可能性が
4月30日　TBS アサチャン
新型コロナウイルスと脳梗塞、心筋梗塞の関係について
の取材を受け解説させて頂きました。
5月12日　朝日放送　キャスト
新型コロナウイルスの検査について
取材を受け、解説させて頂きました。
さまざまな検査 どう違う？
5月26日　TBS Nスタ
抗体検査について
取材を受け、解説させて頂きました。

はネットが苦手という先入観をお持ちの方もいるかもしれませんが、当院の傾向を見てみると、あまり関係なく幅広い層の方がネット予約を利用されています。インターネットが〝普及〟から〝当たり前〟の時代になったという表れでしょう。

もう一つお話しすると、マーケティング調査の過程で夜7時まで診察を受け付けている医院がほとんどないということがわかり、当院では診療時間を夜7時までとしました。ホームページに診療時間を明示したところ、これを見た近隣のビジネスマンが6時から7時の間にたくさん来られるようになりました。「7時まで診ていただけると就業時間後に来ることができるので助かります」というお言葉を何人もの方からいただきました。おそらく就業中に体調不良を感じ、スマホで当院のホームページを見てこられたのではないでしょうか。これもマーケティング調査に基づいた情報発信の成果です。

ホームページをより充実させていこう

①情報の深掘りでニーズを掬《すく》う

ホームページを充実させていく上で重要なのは単なる情報の発信に注力するだけではなく、そこから閲覧者のニーズを探り当てることです。具体的にはクリックの多いページの内容の深掘りをしていくという作業です。一例を挙げますと、睾丸についての話題を院長コラムで書きはじめました。泌尿器で特に睾丸といえば非常にデリケートな部分のことで一般には表立って話題にされることはありません。でも、もし睾丸が痛くなったりしたら、男性であれば誰でも心配になると思います。でも、デリケートな部分であるがゆえに友人に「睾丸（キンタマ）が痛いんだ」なんて言いづらいですし、まして彼女や奥さんに相談するのもハードルが高いでしょう。だとすれば、今の時代ならまっさきにインターネットで{睾丸　痛み}とGoogleで検索してみるでしょう。そうすると、私の院長コラムに掲載した記事が検索ページの最上位に出てきます（本書執筆時の２０２０年７月現在）。痛くて悩んでいる人であればほとんどの方はこのページを見てくれるでしょうし、さらに詳しい続きのページがあればそちらも読んでいただけるでしょう。それでも、不安が拭えないようなら私に相談してくれると思います。

「睾丸」はあまり人前では話題にできないデリケートな問題であるため、ネタとしてはニッチですが、ニッチだからこそ、マーケティング効果が高いのです。「睾丸」だけではなく泌尿器と言えば「頻尿」や「血尿」なんていうやはり他人には相談しづらい症状があります。そうした話題を単独でも他の症状と関連付けてでもどんどん書いていくことで検索キー

「睾丸」を取り上げた院長コラム

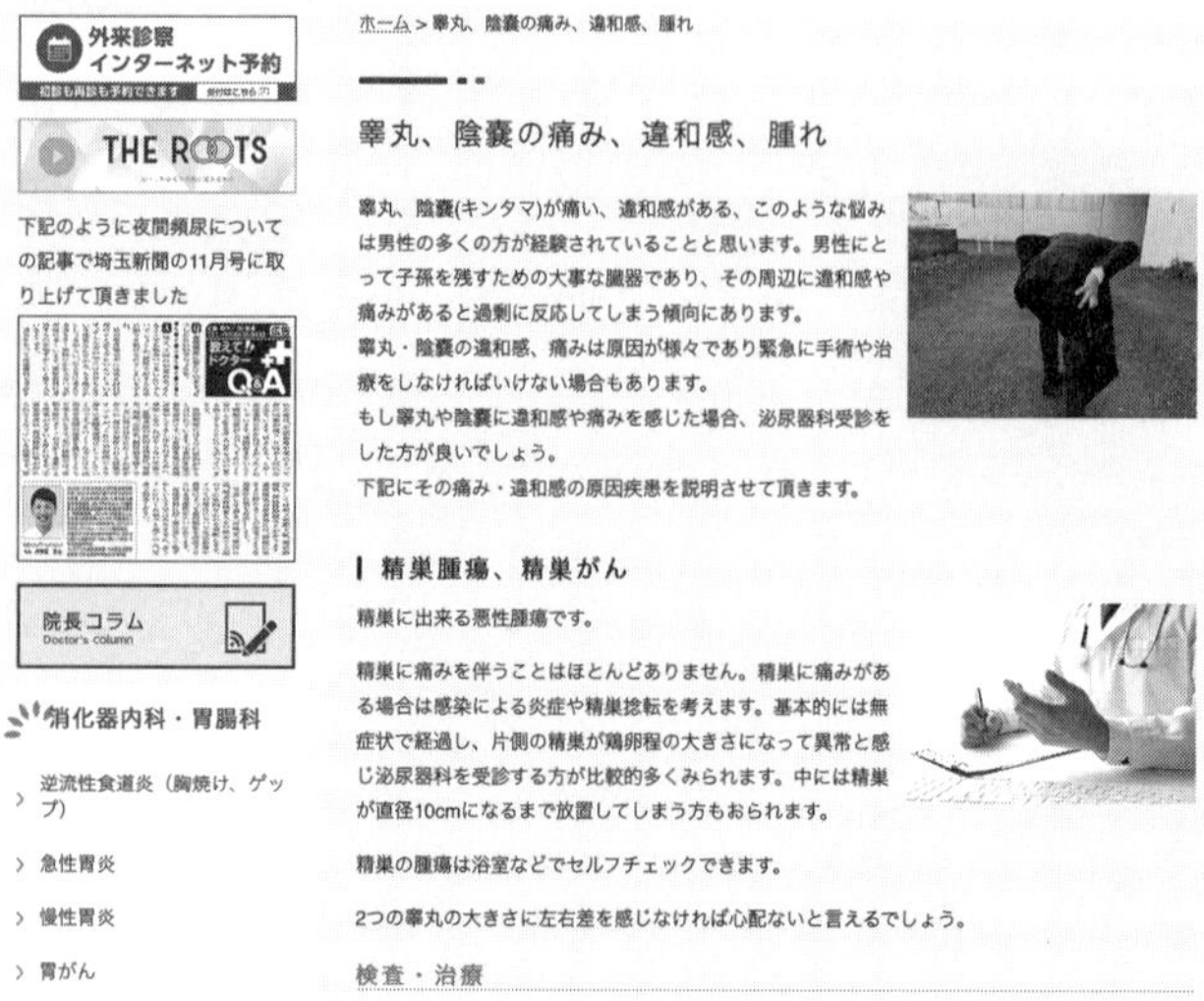
外来診察
インターネット予約
初診も再診も予約できます

THE ROOTS

下記のように夜間頻尿についての記事で埼玉新聞の11月号に取り上げて頂きました

院長コラム
Doctor's column

消化器内科・胃腸科

- 逆流性食道炎（胸焼け、ゲップ）
- 急性胃炎
- 慢性胃炎
- 胃がん

ホーム > 睾丸、陰嚢の痛み、違和感、腫れ

睾丸、陰嚢の痛み、違和感、腫れ

睾丸、陰嚢(キンタマ)が痛い、違和感がある、このような悩みは男性の多くの方が経験されていることと思います。男性にとって子孫を残すための大事な臓器であり、その周辺に違和感や痛みがあると過剰に反応してしまう傾向にあります。
睾丸・陰嚢の違和感、痛みは原因が様々であり緊急に手術や治療をしなければいけない場合もあります。
もし睾丸や陰嚢に違和感や痛みを感じた場合、泌尿器科受診をした方が良いでしょう。
下記にその痛み・違和感の原因疾患を説明させて頂きます。

精巣腫瘍、精巣がん

精巣に出来る悪性腫瘍です。

精巣に痛みを伴うことはほとんどありません。精巣に痛みがある場合は感染による炎症や精巣捻転を考えます。基本的には無症状で経過し、片側の精巣が鶏卵程の大きさになって異常と感じ泌尿器科を受診する方が比較的多くみられます。中には精巣が直径10cmになるまで放置してしまう方もおられます。

精巣の腫瘍は浴室などでセルフチェックできます。

2つの睾丸の大きさに左右差を感じなければ心配ないと言えるでしょう。

検査・治療

ワードのボリュームが増えていきます。これが情報の深掘りです。

先日もこんなことがありました。朝いちばん血尿が出てしまった患者さんが来院されました。私が「新型コロナウイルスが流行っているこんなときにわざわざ当院を選んでいただきありがとうございます」というと、その患者さんは「俺だってこんなときに来たくないけど血尿が出たら来ないわけにもいかないだろう」と。たしかにその患者さんの言うとおりで血尿が出たら、新型コロナウイルスが怖くても心配で病院に行かざるを得ないというところが患者さんの本音でしょう。この患者さんも検索して当院を探し当て来院してくださった方です。おそらく「血尿」というキーワード検索がこの患者さんを当院に導いてくれたのでしょう。

また夜間の頻尿に悩まされ、当院に来られた患者さんの場合は、頻尿の検査から尿路結石が見つかったというようなこともありました。この患者さんも〔大宮　頻尿〕といったワードで検索され当院を見つけて来院されたそうです。一つの症状から他の症状が見つかったり、泌尿器の疾病から消化器の疾病が見つかったり、またその逆もあったりと、とにかく院長ブログのコンテンツをどんどん増やしていくことが、その疾病や症状に該当する患者さんの来院につながっています。

② SEOをはじめホームページ作成にはプロの力を借りよう

私の場合は前院長時代からあったホームページを私流に刷新していったわけですが、すべて私一人でやったわけではありません。製作管理してくれる専門の業者にお願いして、自分のつくりたい内容を伝えて、作成してもらうという形で進めていきました。最近ではホームページソフトもたくさん出回っていて少し覚えのある人なら自分でつくれる人もいるかもしれません。また、スタッフの中に作成できる人がいればその人につくってもらえばいいと考えるかもしれませんが、それはおすすめしません。「餅は餅屋」という言葉があるように、プロに任せたほうが確実だからです。私は、ラーニングエッジなどで知り合いになった方から業者をいくつか教えていただき、そこから一社に絞り込みました。こういう場合も自分一人で決めるより、実際にその業者を使ったことのある経験者から紹介していただくほうが間違いありません。

業者を絞り込む際に私が一番重要視したのは、もちろんデザインセンスも大切ですが、それよりもSEOに強い業者です。紹介してもらった業者さんはプロなので、皆さんデザインセンスは甲乙つけがたいものがありましたが、最終的にその中で特にSEOに強いと感じたところにお願いしました。

SEOとは「検索エンジン最適化（Search Engine Optimization）」の頭文字をとった略語で、簡単に言えば、GoogleやYahoo!の検索サイトで検索されたときに検索結果ページの上位に自分のホームページが表示されるようにすることです。病院を探している人が検索したとき、当院のホームページが検索結果の上位に表示されればされるほど、ホームページを見てもらえる可能性は高くなり、それが結果として来院につながっていくわけです。

これだけ多くの医院が乱立している中で、自分の医院を見つけてもらうためにはSEO対策は欠かせません。これが医院の業績を左右すると言っても過言ではないくらいです。

先ほど紹介した｛睾丸　痛い｝も院長ブログで頻繁に更新していることに加え、有効なSEO対策がされている結果でもあります。また、自院のホームページのどのページがどれくらい見られているかというアクセス数についても、Googleアナリティクスを使って簡単に確認することができます。それを参考にどうしたらよりホームページのアクセス数を増やせるか業者と話し合い、ブログ記事のキーワードを考えていくのもいいと思います。

医師である我々がここまで自分一人の力でやれるようになるには、泌尿器科の私が消化器科を勉強することよりもハードルが高いと思いますので、ＳＥＯに強い業者を見つけ、プロに任せるということを覚えておいてください。

③ホームページ制作業者との意思疎通・意識共有をしっかりやろう

プロの業者に任せるといっても、任せっぱなしはよくありません。彼らとの定期的なミーティング、情報交換を欠かさず、常にブラッシュアップしていくという意識で業者と付き合っていくことが大切になります。

当院のホームページは、多くの情報を盛り込みながらも、すっきりしていてわかりやすくということを意識しています。具体的には、左サイドに診療科ごとのバナーを設けて各症状別に診察方法、治療法などを書いています。このようにホームページの構成ひとつとっても、業者とのコミュニケーションをしっかりとって、狙いを共有することがより良いアウトプットにつながります。「誰に向けて」「何をどうアピールしたいのか」を明確にし、それをしっかりと業者に伝え、理解してもらうことで、業者側はどのようなデザインがふさわしいかを考えやすくなります。

また、業者にホームページをつくる目的が明確に伝われば、ホームページの中にどのようなコンテンツを入れるべきかの検討もしやすくなります。もし、目的がしっかり定まらないまま動き出してしまうと、デザインも内容もちぐはぐな、ただ医院の住所や電話番号、診療時間などの基本情報だけが並んだホームページになってしまう可能性もあります。これではお金を使って業者にお願いする意味がありませんから、どういう情報を、どういう人に向けて発信したいのか、そしてホームページから多くの新患を獲得したいなどの目的をはっきりと伝え、業者と一緒にホームページをつくり上げていくということを意識しましょう。

④ネットの口コミの効果を忘れずに

少し前の話になりますが、「口コミマーケティング」という言葉が流行しました。

「誰々の紹介で来ました」と患者さんに言われると思わず、「え、誰ですか？」と聞いてしまったりします。正直、口コミはとてもうれしいものです。

ホームページのことを散々書いておいて〝口コミ〟と思われる方もいるかと思いますが、いまや口コミはリアルだけのものではありません。中にはブログやTwitterに紹介されている私の評判を見て来院される方もいます。これは、ネットによる口コミの代表例でしょう。このような口コミは、来院しようかどうか迷っている患者さんの背中を押して、来院につなげてくれる非常に貴重なものです。直接人づてに紹介してくれる口コミは広がりという面では限定的になりますが、ブログやTwitterなどの口コミは、ネット上で不特定多数の方の目に触れ、ずっとネット上に残る、いわば広告宣伝のような役割を果たしてくれるのです。

とはいえ、口コミを増やすことは簡単なことではありません。口コミは患者さんに良い医療サービスを提供するという医院として当たり前の経営努力を積み重ねていく必要があります。診察・治療だけではなく、できるだけ待ち時間を減らしたり、院内の雰囲気を良くしたりなど、サービス面でもどうしたらもっと患者さんに満足してもらえるのかを考え、トライアル&エラーを繰り返しながらサービスを改善していくことが求められます。医院の医師とスタッフが一丸となって、来ていただいた患者さんに誠心誠意対応し、安心感と満足感を満たすことができれば、自然と口コミによる効果を享受できるようになると考えています。

⑤ホームページにはリクルーターとしても働いてもらう

世間一般的にもいわれていることですが、医療業界でも人手不足は深刻です。医師、看護師、事務スタッフの採用はどんどん難しくなってきています。採用といえば、就職情報サイトにお金を払い、求人を掲載するというやり方が一般的で、まだそのような形の採用をしている企業も多くありますが、Indeedなどの登場で少し流れが変わってきているように感じています。そして、より重要になってきているのがホームページです。一般的な企業の中には、コーポレートサイトとは別に就職希望者のための専用の採用サイトを開設している企業も見られます。

なぜ、ホームページが重要なのかというと、就職希望者にとって貴重な情報源となるからです。ある医院への就職を検討している人は、必ずその医院のホームページを見て、情報を取得します。どんな医院なのだろう、院長はどんな人だろう、どういう医療を目指しているのだろうと、就職先として良いか悪いかをホームページの情報から判断しているといっても過言ではありません。

当院のホームページでは、院長の経歴をはじめ、院長コラム、加えてスタッフの紹介や待合室の雰囲気や診察風景、事務環境やその他日常のいろいろなことなど、患者さん向けに発信している日々のさりげない情報が、就職を検討されている人に対してはリクルーターとしての役割を発揮しています。就職希望者がホームページを見るだけでも、ある程度そこで働く姿をイメージできるように心がけることで、「この病院で働いてみたい」と応募数の増加につながっていきます。実際に、当院でもホームページを見て応募してくれたスタッフが増えてきています。

地域から信頼される医療機関としての役割を発揮していくために、できることを探して新しいことにどんどんチャレンジしていきたいと思っていますので、一緒に働いてくれる優秀なスタッフはまだまだ必要です。そうしたスタッフに当院を見つけてもらうためにも、ホームページにリクルーターとしてどんどん働いてもらうつもりです。

的を射ぬく広告を実施する

ここまでマーケティングとして主にホームページについてお伝えしてきました。それと組み合わせて、よりマーケティング効果を高めるために重要になるのが広告です。せっかく広告をしてもホームページが読みにくいデザインだったり、情報が少なかったりすると、広告の効果はあまり期待できないので、まずはホームページ、そしてその後に広告という順番になります。しっかり伝えたいことが伝わるホームページができていれば、広告は集患のための大きな武器となります。

①医業における広告規制をお忘れなく

広告で集患を増やすというお話の前に、重要なことを先にお話しさせていただきます。医業における広告規制のことです。簡単に説明しますと、以下が規制の対象になります。

◎事実に反した虚偽広告、誇大広告
◎医院（実名）との比較広告
◎患者さんの虚偽体験談
◎治療の前後の写真
◎公序良俗に反するもの
◎未承認の医療機器や医療機器が特定できる販売名や形式番号など

これらは広告してはならないというものです。医師だからそんなのわかっているという方もいると思いますが、〝うっかり〟ということがあり得ますから、細心の注意を払うことが大切です。

作成途上で第三者の目を通していただくか、ホームページ業者としっかり打ち合わせをし、検証を行ってください。またホームページ更新の際にもこうしたガイドラインに抵触していないかの確認は行ってください。

私は更新した後、更新して間もない比較的新しいものから更新したばかりのものまで、ホームページをざっと見まわしてみることを習慣づけています。このように習慣にしてしまえば、〝うっかり〟ということはなくなるはずですので、おすすめします。

② おすすめはキーワード広告

お医者さんに診てもらいたいと思っている見込み患者に対して、的確で効果的な広告の手段としてインターネットのキーワード広告（リスティング広告ともいわれています）が有効です。

私ははじめに、当院にニーズをもった見込み患者をいかに集めるかが重要だと考えていました。その手っ取り早い方法として考えたのが、以前に失敗談としてお話しした駅や街頭の看板ですが、残念ながらほとんど効果がありませんでした。その失敗を経て、いろいろ調べてみたり、仲間からアドバイスなどをもらい、集患のための最もリスクが低く効率的な方法としてキーワード広告に行き着きました。

簡単に説明すると、キーワード広告とは、Yahoo!やGoogleなどの検索サイトでユーザーがキーワード検索をした際に、検索結果ページに打ち込んだキーワードに関連した広告メッセージとホームページへのリンクが表示される仕組みです。

例えば、当院がある大宮にはたくさんの医院があります。体の不調を感じた人が大宮で医院を探す場合にGoogleで〔大宮　病院〕と検索すると、検索結果ページには大宮にある医院がずらっと表示されます。そのとき、検索結果ページの上から何番目に表示されるのかで、ホームページを見てもらえる可能性が変わってきます。皆さんもGoogle検索を使っていると思いますのでわかるかと思いますが、検索結果ページの上位に表示されるほど、クリックされる確率が高くなります。ホームページのところで説明したSEO対策で上位に表示されればいいですが、上位に表示されない場合にはキーワード広告をすることで、検索結果ページの上位に表示され、より多くの方にホームページに辿り着いてもらえるようになるのです。

③低コストでやり方は簡単！

私がキーワード広告にほれ込んだ理由の一つに、広告効果の高さがあります。キーワード検索をする見込み患者は、そのキーワードにあたる症状や病状に関係する情報が欲しいか、それを診てくれる医師を探している人ということです。つまり、必要に迫られている人だけに広告が表示されるシステムなので、高い来院率が期待できます。

それに他のバナーなどのインターネット広告に比べて広告料を安く抑えることができるという点も見逃せません。キーワード広告の料金は、ユーザーが実際にクリックした回数に応じて課金されるシステムで「クリック課金型広告」といわれています。つまり、実際にお客様がホームページに来たときだけ課金されます。また、広告費の上限を自分で設定できるため、予想以上にクリックされて多額の広告費がかかるということもありません。

キーワード広告には、主に「Yahoo!リスティング広告」と「Google広告」がありますが、Yahoo!リスティング広告については事情があって、手数料を払ってもペイできるという判断で業者に広告運用をお願いしています。Yahoo!リスティング広告の運用を代行してくれる業者はたくさんありますので、関心がある方は調べてみてください。

業者にお願いしているYahoo!リスティング広告とは別に、Google広告を自分で運用しています。最初は試しに1日1000円くらいを広告費の上限としてはじめました。はじめた当初は10クリックほどありましたが、来院には結びつきませんでした。まだホームページも修正前のものでしたから、このままでは広告を打っても来院には結びつかないと考え、ホームページの刷新を先に進め、ある程度体裁が整ったところで、Google広告に

5000円を投じてみました。すると、60クリックくらいあって2～3人の来院に結びつけることができました。ホームページを刷新したことで広告の効果が出ていることがわかり、本格的に広告をしようと考えました。月10～15万円を投じると、広告を増やした分、新規の患者さんの来院が増えるようになり、広告費とその効果を見ながら広告の運用を続けています。

今では1日当たりの広告のクリック数は500を超えます。毎日500人以上の方が当院のホームページを見ていることになります。そして、その中から実際に来院される割合は日によって異なりますが、12～13人に1人程度の割合ですから、1日40人ほどの新患がキーワード広告によって来院しているという状況です。

「広告をするのはいいが、売上はその分上がるのか？」と心配される方もいると思います。おっしゃるように広告にお金を費やしても、売上が上がらなければ赤字になってしまいます。しかし、医院という事業では、一度来院してくれた患者さんは、すべてではないにしても継続して来院してくれる可能性があります。近年、Life Time Value（ライフタイムバリュー、LTV）という考え方が注目されています。このLTVは日本語で「顧客生涯価値」と訳され、一人の顧客が特定の企業に対して、生涯にわたってどれくらいの利益をもたらすのかという考え方になります。広告費をかけて新患の獲得し、そこで良いサービスを提供していれば、長い期間にわたって医院に通い続けてくれる可能性が高まりますから、長い目で見れば、医院にとって確実にプラスになるでしょう。

ですから、私はキーワード広告（リスティング広告）をやらない手はないとハッキリ断言できるのです。

④クリックしてきた来訪者を逃さないために

キーワード広告をより効率よく運用するためには、ホームページの内容がすべてです。せっかくクリックしてホームページを見てくれたのに、内容がしっかりしていなければすぐページを閉じられて他へ行かれてしまいます。それは、広告主にとってはお金の無駄になります。せっかくお金を出して広告をするのですから確実な効果を生まなければ意味がないということです。そうならないためにも、何度も言いますがホームページの〝見える化〟と〝わかりやすさ〟を追求していかなければいけません。

そこで私が重要だと考えることは、「医療機関としての利便性で他の病院との差別化を図る」という点です。その一例が〝初診の予約システム〟の導入です。電話と違って24時間対応ですし、これによって待ち時間の緩和もできます。今では幅広い年齢層の方がスマホを使っています。ホームページを見てすぐ予約することができれば、患者さんと当院の双方にとって利便性が高まります。

そのための工夫として、当院のサイトでは院長コラムをはじめ診療科紹介など、サイト内の至るところに「初診のインターネット受付」の案内ボタンを付けています。どんな動機であれ、当院のホームページに来てくれた人が当院で診療を受けたいと思ったときにすぐに診療を申し

初診を含む外来診察のインターネット予約

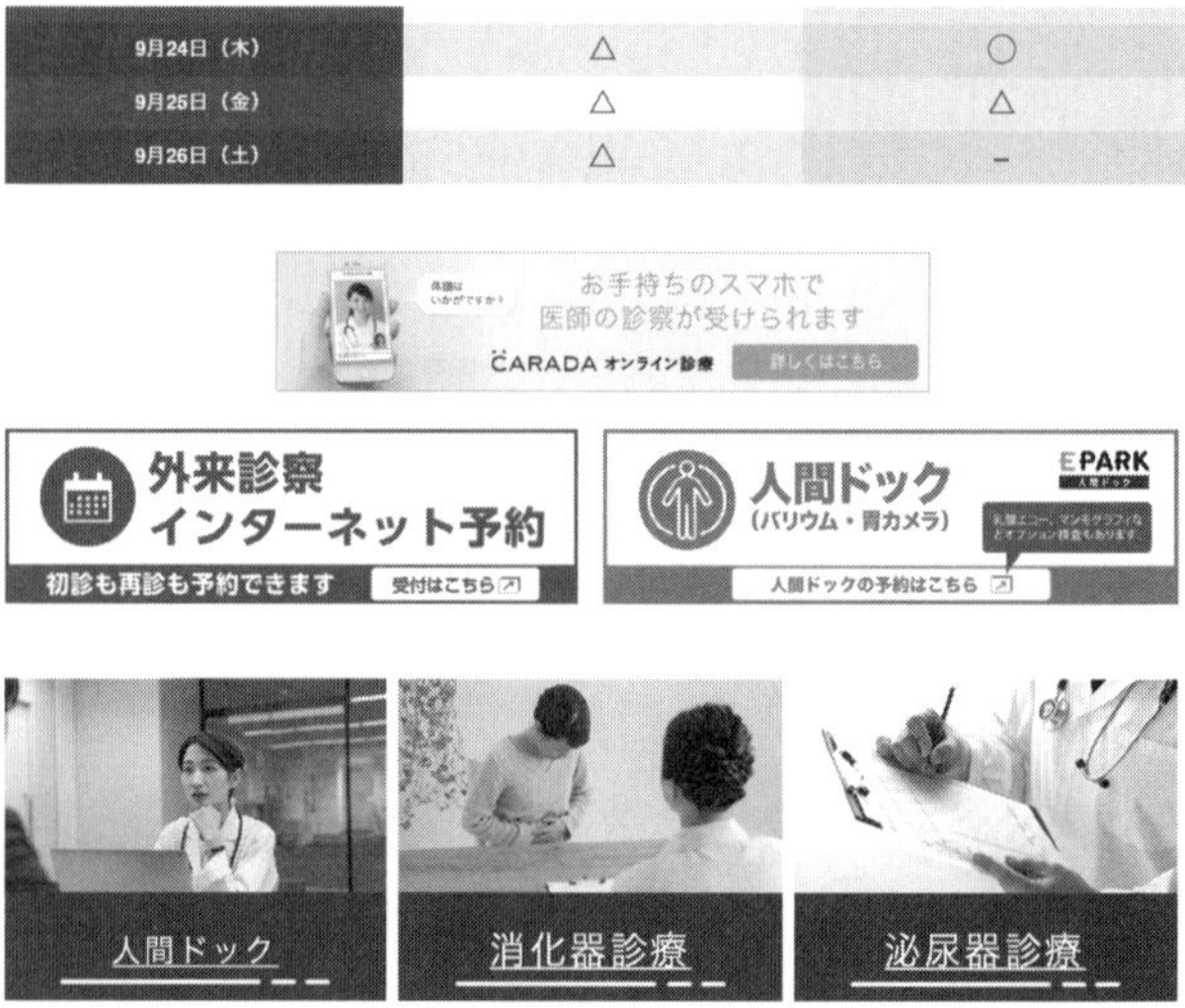

込むことができる状態にしているのです。このように、ホームページを訪れた方が迷わないように、キレイにわかりやすく、最終ゴールである初診の申し込みにたどり着けるようする、このような小さな積み重ねをしてこそ、キーワード広告・リスティング広告の成果は高まっていきます。

コツコツと情報を発信していこう

①ブログ（院長コラム）記事を更新していこう

私のマーケティング施策のメインはこれまでお話ししてきたようにホームページの活用、キーワード広告であることがおわかりいただけたと思います。

ただ、ここで勘違いしてほしくないのは、ホームページはつくって終わりではないということです。見た目がキレイでわかりやすいホームページができた、そこで満足して放置してしまっては集患のツールとしては不十分なのです。

キーワード広告のところでも書きましたが、お客様がせっかくホームページにたどり着いても、いかにも古い記事だったり、更新日時がだいぶ前だったりすると、そこで見限られてしまいます。当院のホームページでは、訪れたお客様の何人かが新患として診療の受付まで進んでくれています。これは、院長コラムを中心に毎日とまではいかなくとも更新を続けているからです。

当院のホームページに訪れる患者さんは、年齢層にかかわらずスマホやタブレットを使いこなしています。それは、先に述べたGoogleアナリティクスで分析すればすぐにわかります。このように現代社会では、老若男女問わず、インターネットで知りたい情報を探していますから、そういうニーズに合わせて私は院長コラムで連載をいち早くはじめました。

院長コラムでは、当院の診療科目についての症状に関することだけではなく、今話題にされている病気や治療方法などを私の見解を中心に解説しています。本書を執筆している現在は新型コロナウイルスついて、少し前なら新型インフルエンザについてになります。患者さんとの会話から得た情報や相談ごとについてもコラムで解説・回答するようにしています。当然そこには患者さんや罹患が気になっている人たちが検索しそうなキーワードをたくさん散りばめるようにして、多くの方が興味を持ってもらえるように工夫しています。こうした地味ですが、コツコツと日々の積み重ねていくことが、ホームページから新患を獲得するために欠かせない作業であるということを知っておいていただけたらと思います。

②ニッチなネタを探していく

次にどんな話題を取り上げればいいかということですが、患者さんの役に立つ情報というのは当然です。私はそこからさらに踏み込んだニッチな情報を書くように心がけています。これはキーワードを意識した戦略でもありますが、患者さんが本当に欲しがっているネタは〝ニッチ〟なところにあると考えているからです。

再三ご紹介していますが、私はニッチなコンテンツとして〝睾丸（キンタマ）〟に注力しています。泌尿器科の中に〝睾丸専門医〟なんてものがあるわけではありませんが、そのくらいの気持ちでコラムの原稿を書き、患者さんに接しています。睾丸は相談しづらい箇所でありながら、でも放ってはおけない大事な箇所、そんな意味でもニッチの代表格です。だからこそ、検索結果でも上位を取りやすいのです。正直、これは企業秘密に近いことで他院に真似されたくないくらいなのですが、本書の読者には隠しごとをしたくないので書いています。

また睾丸だけでなく、例えば尿路結石についても妊娠中の女性が尿路結石を発症したケースを取り上げています。尿路結石は泌尿器科では非常にメジャーな病気で、その際に発生する痛みは、〝痛みの王様〟といわれるくらい辛いものです。特に男性に多い病気ですが最近は女性も増えています。尿路結石のようなメジャーな病気は単に尿路結石についての説明・解説だけでは、他の泌尿器科の病院のホームページでも取り上げているでしょうし、もちろん当院の診療科紹介ページでも説明しています。

そこで私は、妊娠中の女性が尿路結石を発症したケースを取り上げました。これは一般的には話題に上ることはありませんが、妊娠中に尿路結石を発症しないという保証はありません。妊娠中であれば、とりあえずかかっている産婦人科医に相談し泌尿器科を紹介されるのでしょうけど、私のところに来るか来ないかは置いておいて、該当する患者さんはまずネットで〔妊娠中　尿路結石〕と検索してみるでしょう。すると私の院長コラム「妊娠中の尿路結石について（妊娠と尿路結石の関係）」が検索結果ページのトップに表示されます。その方はそこで私のコラムを読んで、どこかの泌尿器科にかかると思いますが、何もわからずに病院に行くより、私のコラムである程度病気のことがわかってから行くほうが精神的にもラクなはずです。もちろん私のところに来院くだされればうれしいですが、大切なのは、その方が私の記事を読んで、大宮に私のような医者がいる、当院のような病院があるということを認知してくださることです。その方は来院されなくても、友人や知人に当院のこと、もしくは当院のホームページのことを紹介してくれるかもしれません。

妊娠と尿路結石のように、ニッチなコンテンツはキーワードの組み合わせで考えることができます。メジャーな病気の尿路結石を妊娠と結びつけたことで、ニッチなネタとして、かつ、困っている人にとっては知りたいコンテンツに変わる、ということです。単にニッチなネタを探して書いていくことも大事ですが、メジャーなネタに何かをつける、属性を加えることでターゲットを絞るということを考慮しながら記事を書くと効果的です。

③話題のネタは専門でなくてもスルーしない

ニッチなコンテンツは、まぐろの一本釣りのようなもので、狙った獲物に確実に届くことを意識していますが、これとは別に話題のネタを逃さないということも心に留めておいてください。話題のネタをもとに書くコンテンツは、投網漁のようなもので、より広いターゲットに対して届けることができる可能性があります。

私は常に世の中で話題になっている病気などについてこまめにチェックして自分の考えを書くようにしています。先ほども述べましたが、本書を執筆している現在、最大の話題は、〝新型コロナウイルス（以下コロナ）〟です。発症は２０１９年の11月ごろといわれていますが、年が明け２０２０年になってからパンデミック（世界的流行）と公表されました。当院に来られる患者さんからもしきりにコロナについて質問、相談されることが多くなりました。そこで院長コラムでコロナについての話題を取り上げることにしました。そこでは、単に新型コロナウイルスとは、といった説明にとどまらず、コロナの治療薬、コロナ感染による重症化・血栓の関係、コロナとＢＣＧの関係、ワクチン開発についてなど多岐にわたり私の知識、勉強したこと、そして見解などを書いていきました。当然、ここでも検索キーワードを意識して文章を組み立てていきます。前述したとおり、これらの記事がきっかけでテレビ局からコメントを求められる機会を得ました。おそらく番組製作スタッフがコロナ関係を検索していて私のコラムを探し当て、その内容に他とは違う視点が盛り込まれていたことで採用されたのでしょう。このケースにおいても、普段からコラムを更新し続け、ＳＥＯ対策をしっかりしていたことが大きく影響しています。

タイムリーな話題に関しては、患者さん以外にもこうしたマスコミ・報道の方がネタ探しをしています。テレビ番組に出ることを目指しているわけではありませんが、やはりテレビに出てコメントするということは、「あそこの先生はテレビに出演しているから信頼できる」というような、医院のブランディングに大きく寄与します。それは、新患の獲得にもつながるでしょうし、今通ってくださっている患者さんにも安心感を与えてくれると思います。そういう意味では、ニッチなネタだけではなく、世の中の動きを常に把握し、話題のネタも定期的に発信していくということも大切になります。また、メディアの方たちがホームページを訪れたときに、読みにくいサイトだったり、見た目があまりよくないサイトでは、すぐに立ち去ってしまうかもしれませんから、映像や文字のプロの方たちが見ても耐え得る見た目・内容にしておくということも合わせて対策するようにしましょう。

④ 動画も積極的に利用しよう

さて、もう一つ私が今後の展開として考えているのが動画です。これはホームページに動画のコンテンツを入れていこうというものです。

私のところでは、動画に関しては〝まだまだ〟という感じですが、徐々に増やしていきたいと思っています。最近では院長コラム「新型コロナとBCGについて」のところでYouTubeを使って私自ら動画で説明させていただきました。

この話題について特に患者さんから質問や相談が多かったからです。もともとBCGは結核予防のためのワクチンで幼児のときに日本人の多くが接種していることで有名ですが、日本人がコロナの感染による死亡者が少ないのはBCGを接種しているせいではないかと話題になりました。もともと泌尿器科では膀胱がん

HPに掲載したYouTube動画

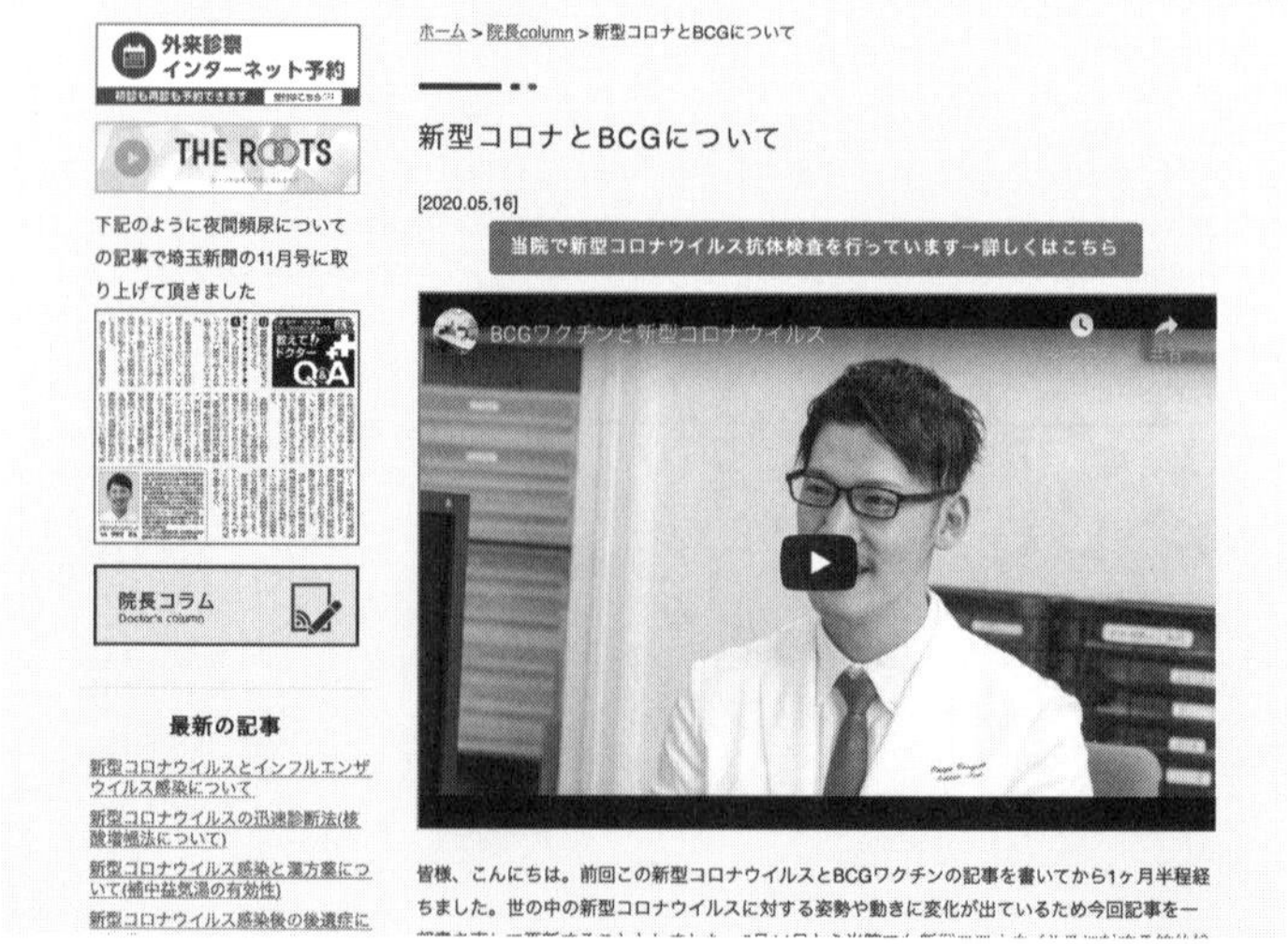

の再発予防などに効果が認められているので、ＢＣＧは私にとっては身近なものですが、まさかコロナに効果がある可能性が指摘されるとは思いませんでした。有効性は定かではありませんが、当院へＢＣＧのワクチン接種をはじめ多くの問い合わせが寄せられました。コラムにもありますように、残念ながら当院ではＢＣＧの接種は行っておりませんが、少なくとも患者さん、そして当院のホームページに来てくれた人には私の見解をきちんとお伝えすべきだと思い、このケースではやはり私が直接皆さんに語りかけようと思ったのが動画にした理由です。すべての記事に動画を入れる必要はありませんが、記事の内容上、可視的な説明があったほうがいい場合や、直接語りかけたい内容などのときは動画に勝るものはありません。また日々の更新の中で、たまにはアクセントをつけたいということで動画を入れることがあってもいいと思っています。

最近はスマホで動画も撮影できますし、YouTubeで簡単に動画をアップすることが可能ですから、ぜひ皆さんにもチャレンジしていただきたいと思います。ホームページの厚みが増すと思いますし、マスコミ・報道関係者へのアピールにもなります。集患のためのマーケティングは様々な手法があるため、どれが効果的なのか悩みの種になることが多いです。マーケティングのことで悩んだら、ぜひ巻末の特典を活用いただけたらと思います。

第6章

経営を加速する仕組みづくり

最優先は医師が診察に集中できる環境づくり

①医師は医師にしかできない仕事を優先する

私が医院を承継して、まず思ったことは想像していたよりも院長である私の仕事が広範囲にわたるということです。しかし、医院の売上の源は患者さんを診察することです。私は経営者であると同時に医師ですから、私が診察以外のことに時間を費やすということは、それだけ診察できる患者数が減ってしまうということになります。

ですから、まず私自身が診察に集中できる環境をつくることを念頭に、どうすれば実現できるかを考え、課題を潰していくことから着手しました。

例えば、当院では企業の健康診断を行っていますが、その健診結果にコメントなどを付記し受診者に返す「健診結果報告書」づくりという作業があります。私は健診の合間にやったり夜遅くまで残ってやったり、場合によっては休日に来てやったりと2時間以上をこの通知書づくりに費やしていました。

しかし、この状態は医師としても経営者としても健全な状態ではないなと思うようになりました。誤解のないように申し上げておくと、細かい作業が面倒くさくなったというわけではありません。健診結果に対するコメントづくりなどは、「この数値に対してはこのコメントを」という具合に、すでにマニュアル化されているものがあったので、医師でなくても十分に行えるものでした。ですから、私はコメントづくり自体を事務スタッフにやってもらうようにし、スタッフがつくったものを私が最終確認するというようにしました。これによって、私は診察にあてる時間、経営のことを考える時間をより多く確保できるようになりました。健診の量が増えてきた現在では、コメントづくり専門の事務スタッフを雇っています。

他にも、現在は超音波技師を雇っています。これも以前は私が診察と検査を両方やっていましたが、検査をする度に移動したりしていると、診察が止まってしまいます。ですから、技師を雇って、検査や撮影は技師に任せて、私は診察に専念できるような体制にしました。検査に使っていた時間も診察に振り向けることができ、結果として以前より多くの患者さんを診察することができるようになっています。だいたい健診は午前中がメインですので、午後は主に私の患者さんの検査をお願いしています。さらに診察の効率を上げていくためには電子カルテと併せシュライバー（医師の傍らにいてカルテの入力補助や必要書類の入力をする人）の導入なども課題としてあります。ただ現状では他人に任せるのも気が引けますし、なんだか偉そうな感じもしていて導入をためらっているのが正直なところですが、いずれは導入していかなければならないと考えています。

②時間をひねり出す工夫をしよう

重要なことは、診察（医師しかできない仕事）以外のことは、可能な限り人に任せるということです。これは自分以外でもできる仕事だろうか？　事務スタッフにお願いできないだろうか？　院内ではなく外部の専門業者に任せられないだろうか？　という意識を常にもっておくということです。新しく人を雇ったり、外部の専門業者にお願いする場合は、費用対効果を考え、それに見合うようなら、実行に移していきます。

例えば、胸のレントゲン撮影のチェックを外部の先生に診ていただき、でてきた書類（検査結果）を私がチェックするだけということをサービスとして提供している業者もあります。この業者は放射線科の医師を雇い、私のところで撮影したレントゲン画像を委託という形で雇っている医師にチェックしてもらうのです。こういった業者にお願いすることで、私が健診の際に何枚ものレントゲン画像をチェックする時間が省け、その時間を経営者として、また医師としてやらなければならないことに振り向けることができます。業者にお願いしたことによって生まれた時間を、経営者として、医師としてやるべきことに有効活用できるのであれば、こうした業者を積極的に使っていくことも悪いことではありません。

以前にも述べましたが、こうした改革によって私はかつて2~3時間かかっていたことがほんの5分で片づけることができるようになりました。健診は季節によってはほぼ毎日のようにありますから、ここで得られた時間は掛け値なしに重要です。場合によっては、この5分でできる仕事は通勤電車の中でもこなせる仕事です。時間のつくり方、時間の使い方が上手な人は〝できるビジネスマン〟に不可欠な要素といわれていますが、開業医は経営者、ビジネスマンでもありますから、いかにして時間を捻出するかというのは、常に考えていく必要があります。

医師として、経営者としての仕事をしっかり見極め、それに集中できるようにするためにできる限り、人に任せる、専門の業者を利用するということを考えるようにしましょう。

オフィス環境を整備することが売上アップにつながる

①事務室を整備し事務仕事の効率アップ

私は院長になって診療科を増やしたり、ホームページを刷新したりといろいろと改革をしてきましたが、他に効果が大きかった改革は、事務スペースの確保と働きやすい環境を整備したことでした。実は、当院には25年近く倉庫代わりになっていた部屋がありました。しかも、そこにあるものは今では医院にとって必要のないものがほとんどでした。前院長も気にしておられたようですが、大掃除と一緒で長年コツコツと積み上がってしまったものは、何かきっかけがないと手をつけにくくなってしまうものです。一方で、私が医院を承継した当初は事務スタッフは診療室の横とかちょっとした隙間スペースで、窮屈な状態で事務作業をしていました。「これでは仕事の効率も悪いだろうな」と私も気にかけていました。

私は院長交代をしたこの時期にやるしかないと、倉庫代わりの部屋を一気に片づけて、事務スペースを増やそうと思い至りました。日曜日に10人くらいで一日がかり、2ｔロングのトラックにぎっしり詰まるほどのものを廃棄しました。いざ片づけてみると「こんなにも物があったのか」とみんなで驚いたくらいです。物を捨ててさっぱりとした部屋の内装も変え、今では仕事がしやすいように大きめの事務机を置き、一人一台パソコンも設置し、見違えるようなオフィス空間ができあがりました。お客様や打ち合わせにきた業者さんなどが覗き込んで「まるで一般の会社のオフィスみたいですね」と驚いてお帰りになります。

きれいになった事務スペースの効果は大きく、スタッフの評判も上々で横で見ていても仕事がスムーズに進んでいるのを感じます。やはりスタッフの多くは女性ですから、狭くて窮屈な空間で仕事するより、パソコンや机がきちんと整備された見た目もきれいな空間で仕事したいと思うのは、当然でしょう。オフィス環境を仕事がしやすいように整える、これも私の大切なポリシーになりました。

倉庫をオフィススペースに

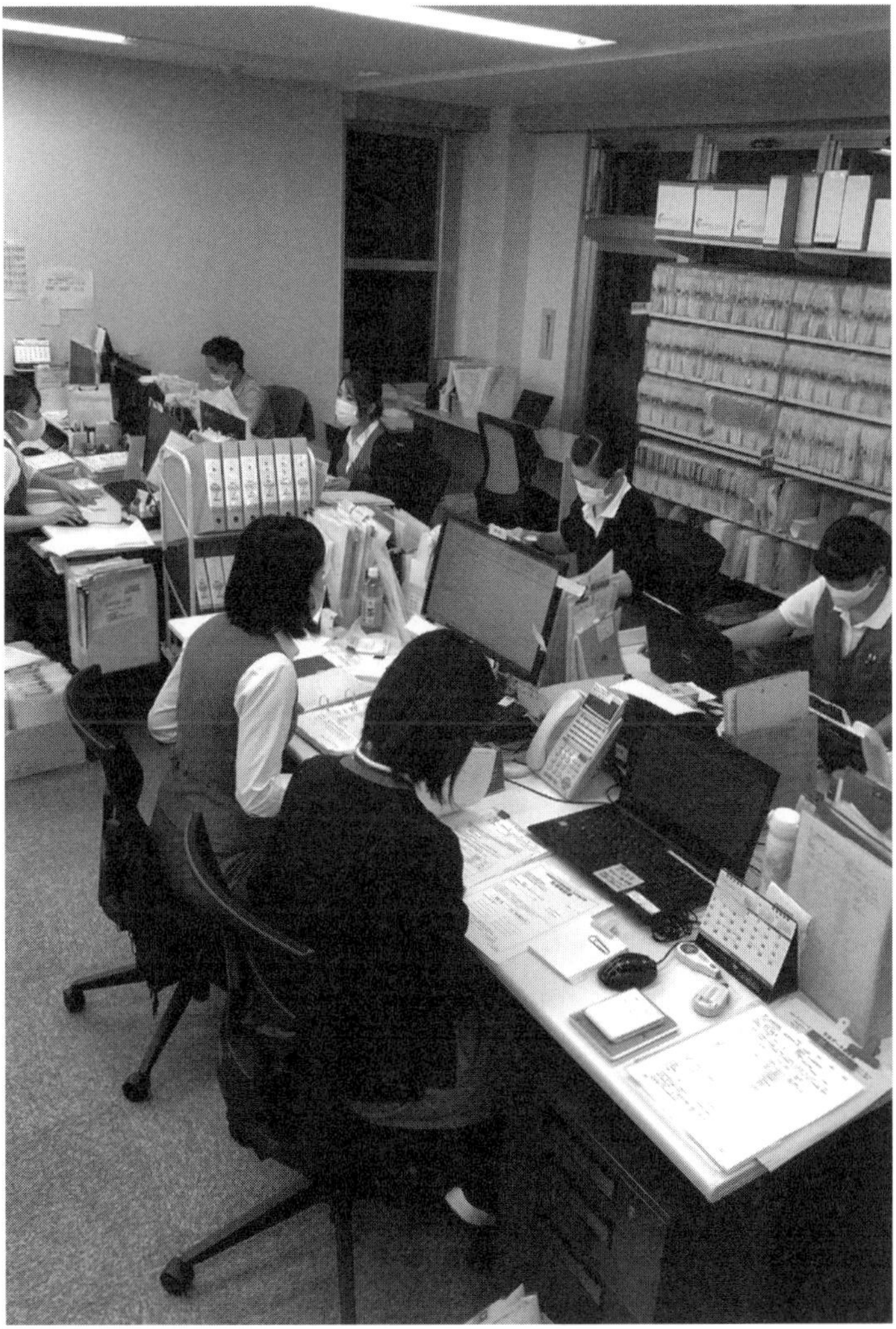

② スタッフの休憩スペースも欠かせない

さらに私は以前からあった院長室をスタッフの休憩室にあてることにしました。私は、病院のすぐ近くにマンションを借りてそこを院長室代わりに、また個人の休息スペースにしています。院内の休憩室では、主にスタッフが昼食後の昼寝をしているようです。眠るという行為は体力回復、気分のリフレッシュに欠かせません。リフレッシュして午後の仕事をがんばってもらえれば院長室を明け渡した私としても本望です。また休憩室は昼寝に限らずスタッフ同士のコミュニケーションの場にもなっています。何気ない会話から患者さんへの対応、院長への要望などの会話が交わされる貴重なスペースとなり、私が気づかなかったアイデアなども、今後この空間から生まれてくるのではないかと期待しています。

可能であれば、承継する医院を選ぶ際にオフィスの環境ということも頭に入れておくといいかもしれません。承継する医院が決まったら承継前に非常勤として働いている際に、スタッフがどんな環境で仕事をしているか、環境を整備する場合、どのようにするのがいいかなど、自分の仕事以外にも目を光らせたいものです。

③ ちょっとしたことにも心を配ろう

院内の環境を良くするという意味では、先ほどの倉庫を事務スペースにするという大きなもの以外にも目を向けておくといいでしょう。

例えば、私の医院ではウォーターサーバーを導入しました。これはスタッフだけではなく、患者さんに対してもより良い空間をと考え、導入を決めたものです。空調の利いた中で患者さんやスタッフの喉を潤すためでもあり、泌尿器科ですから、オシッコの検査のときなど量が足りないときにお水を飲んでもらい、少し経ってからまたチャレンジしていただくためでもあります。

もう一つ、これは女性スタッフからの要望があったのですが、女子トイレのアメニティーを充実させました。特に手を拭くペーパータオルは柔らかくて上質なものを使うようにしました。私も男子トイレのペーパータオルが硬くてゴリゴリしていたのは気になっていたので、合わせて男子トイレも柔らかいものに変えました。患者さんもスタッフも使うものですから、一石二鳥の効果があります。

④ 身近なITツールを導入してみよう

当院では、今まで健診や内視鏡、人間ドックなどの諸事の記入は紙の台帳にしていましたが、Googleアプリのスプレッドシートを利用するようにしました。パソコンを至るところに置いておいて、外来の待合室にいても奥の処置室にいても、必要が生じればどこからでも誰でも検査の予約を入れられるようになりました。

今までは検査の予約を入れるときに、台帳が手元になかったりして、曜日や時間の空いているところはどこかなどをスタッフ同士で確認したりと、予約一ついれるのにも手間がかかっていました。Googleスプレッドシート導入のおかげで、電話で予約を受けたら、その場ですぐに入力できるし、私も外来診察をしながら検査の予約をシートに入力することができます。

もう一つは、クレジットカードの導入です。今ではクレジットカードを取り扱う医院は増えていますので、当院もクレジットカードがあったほうがいいだろうと考え、ついでに「Airペイ」「PayPay」などのキャッシュレス決済も導入しました。

前章のマーケティングのところで紹介したネットからの診察予約も、今は初診に加え再診も予約できるようになり、予約できる時間帯を15分毎に区切って入れられるようにすることで、患者さんの待ち時間がなるべく少なくなるようにしています。これは患者さんの利便性を高めるだけでなく、診療する我々にも細かく予約が入ることで、患者さんの振り分けを均等にすることができるというメリットがあります。

また、診察を今までの二診から三診に増やし、電子カルテも一台増やしました。これによって増えてきた患者さんに対して、より効率的に対応できるようになっています。マーケティングによって集患を高めていくと、今度はより効率よく患者さんを診ていかなければいけなくなりますから、こうした体制・環境づくりを並行して進め、患者さんと医院の双方にとって大きなメリットがあるところから手をつけていくように心がけるといいでしょう。

給与の仕組みを共有しよう
当院の給与体系

近年は慢性的な人材不足により売り手市場のため、どこもかしこも人材ビジネスをはじめ、転職情報サイト（医療業界向けもあります）も様々なものが立ち上がり、転職市場は活況の限りです。転職を考える人にとっては溢れるほどの情報があり、通勤時間や休憩時間に気軽に見ることもできます。それだけ、経営者にとっては人材確保が難しい時代になってきているということです。

給与を決めていく場合は、まずは近隣の病院の相場を頭に入れておきましょう。医療業界では、看護師・事務員ともに転職が盛んに行われていると聞きました。大袈裟に言うと病院は人材流出のリスクに晒されているということです。近隣の病院の給与水準を調べ、それらと比べて自院のスタッフの給与が低くなっていないかを把握しておかないと、スタッフが転職を考えてもおかしくはありません。

私がこの病院を引き継いでスタッフの給与についてまず考えたことは、この地域、つまり大宮周辺の病院の中では一番いい水準の給与を支払いたいということでした。近隣の病院の相場をチェックしたところ、当院の今までの待遇は、他院と比べてみても決して高いとは言えない水準でした。金額がすべてではありませんが、まず自分が引き継いで気持ちよく働いていただくためには、また、経営者が変わって心配しているスタッフに安心していただくためには、まず給与面で応えるのが一番よいのではないかと考えたからです。

当院では以前から、たまたま毎年４月が昇給月でしたので、私は４月に引き継いですぐに、割と多めにアップさせました。そして本来であれば、次の昇給は一年後なのですが、私が院長になってから科が増えたり、いろいろ新しい取り組みをはじめたこともあり、スタッフのがんばりのおかげで売上も上がったので、半年後の10月に再度、今度は大幅にアップさせました。

ちなみに当院で新規でスタッフを雇うときに年齢は考慮していません。みんな同じ額でスタートして、一緒に仕事をしていく中で、スキルの高さや働きぶりを考慮して徐々に上げていきます。もちろん経営者としてはスタッフが辞めてしまうリスクはできるだけ低くしたいですが、１００％離職をなくすことは難しいと考えています。辞めていく人は何をしても辞めていくだろうというのが私の持論です。そう割り切りながらも、私ができることはスタッフが良い環境で働けるように、幸せな生活ができるようにと給与制度や環境整備を考え続けることだけです。今後は給与規定もきちんと文書にまとめたものを定める必要があると考えていますが、根底にあるのは、働いてくれた人、がんばってくれた人には昇給という形でしっかり報いる、そして医院の業績が上がれば、みんなで分かち合うという気持ちです。この気持ちを早く実現できるように、さらに経営の仕組みをしっかり考えていきたいと思っています。

福利厚生でスタッフのやる気を引き出す

世の中で働き方改革が叫ばれるようになり数年経った今、一般企業は福利厚生を充実させ、働き手がより良い環境で仕事ができるように様々な取り組みを行っています。医療業界においても、その流れは同じで、福利厚生の充実は、医院にとっても最重要課題となってくるでしょう。

①スタッフが喜んでくれる身近なことからやってみる

至上命題と大げさに言いましたが、何も大それたことをやれと言っているわけではありません。どうしたらスタッフがもっと働きやすくなるかを考え、できることから、そして身近なところから徐々に着手していけばいいと考えています。

例えば、当院では福利厚生として、社員食堂代わりに〝オフィスおかん〟を導入しました。オフィスおかんは、１品１００円でお惣菜を購入できる簡易な社員食堂です。オフィスに専用の冷蔵庫を設置することで、健康的な食事をいつでも好きなときに食べられるというサービスです。スタッフの中にはお弁当を持ってくる人もいますが、外に食べに行ったり、買いに行く人も多いです。私たちの医院がある近辺はビジネス街ですから昼前後の飲食店がすごく混雑するため、時間もかかりがちです。そんなとき、〝オフィスおかん〟があればわざわざ外に出なくても、食べたいものを選んで食べることができます。休憩室で食べれば、食べ終わってそのまま休憩できるので、休憩時間を有効に使うことができます。

私も〝オフィスおかん〟をほぼ毎日利用しています。

その他には納涼会、新年会などのイベントをしています。前回の納涼会は、丸の内にある〝ウルフギャング〟というステーキ屋さんで行いました。ステーキは美味しいし飲み物も豊富な種類があり、スタッフみんな大喜びでした。場所が場所だけに値段も張るので気軽に使えるお店ではないかもしれませんが、みんな一生懸命がんばったご褒美として、年に数回ぐらいはこうした贅沢をみんなで味わいたいと思っています。

このように私は院長になって以来、福利厚生の充実にも努めています。スタッフたちも仕事とは別の面でも医院の変化を感じてくれているのではないかと思います。改革に終わりはないので、まだまだこれからもいろいろなことを変えていけたらと考えています。

休暇に関しても、これまで当院では夏季休暇がありませんでしたが、スタッフみんなのがんばりもあって業績も上がり、人員的にも少し余裕が出てきたので、夏季休暇を取れるようにするいいタイミングではないかと考えています。また、いつかは社員旅行も実施できたらいいなと目論んでいます。

社員旅行は少し大きな話ですが、ここまで述べたように〝オフィスおかん〟だったり、納涼会だったり、できることからはじめていくだけでもスタッフは喜んでくれ、仕事に対するモチベーションにも効果があると考えています。

②社員教育、勉強会も実施しよう

当院では普段の仕事でいろいろ学ぶのとは別に、スタッフのスキルアップのため教育にも力を入れています。実際に行っているのは、成功している同業に学ぶこと、それとスタッフ自身が仕事に役立つと思った勉強会などに自由に参加できるというものです。

成功している同業に学ぶという面では、私が大きな影響を受けた小暮先生の有明こどもクリニックにスタッフと見学に行きました。単に見学して回るだけでなく、スタッフ各自が率先していろいろなことを質問し積極的に学んでいくという見学会です。「いいところはどんどん真似ていこう」と見学に行ったみんなで確認し合い、当院でも取り入れられるものは取り入れていくようにしています。

また外部の講師をお招きして接遇の講習をしたり、昼休みには検査室を使って接遇やアンガーマネジメントの勉強会なども適時やっています。これらは強制参加ではなく、参加したい人だけ参加するという自由参加形式で行っています。参加したスタッフからの評判は概ね良好で「勉強になりました」「勉強できてうれしいです」という声を聞くと、私もとてもうれしいです。

スタッフの中には「もっと深く学びたい」と外部のマナー講習や接遇講習を受けたいという人もいて、その場合は医院で受講料を負担して参加してもらっています。レポートなどの提出も求めません。勉強してきてくれたことを業務に活かしてもらえれば、それで十分だと考えるからです。例えば、クレーム対応とアンガーマネジメントのセミナーに参加したスタッフは実務でそれを活かしてくれました。以前クレームを受けたときには、対応をそのスタッフに任せています。患者さんの中には「待ち時間が長い」「採血が下手だ」「検査が痛い」「代診の先生が嫌だ」など、大きなものから小さなものまでクレームを受けることがあります。そんなときには必ず彼女が上手に収めてくれるのです。学ぶ意欲が旺盛で、学んだことをしっかり活かしてくれる、そう考えると福利厚生にかかる費用など安いのではないでしょうか。

③ スタッフのモチベーションを上げる権限移譲

最後は、権限移譲についてお話しします。これは福利厚生とは少し違うかもしれませんが、私はスタッフのやる気を引き出す、モチベーションを高めるための環境づくりの一つではないかと考えています。

権限移譲というと大げさに捉える方もいるかもしれませんが、私は〝患者を減らすこと以外ならなんでもやっていいですよ〟という具合に仕事を任せるようにしています。

健診の契約などもハンコを渡して、スタッフに判断してもらい進めてもらっています。そうすることでスタッフ一人ひとりがその仕事の責任者として当事者意識を持ち、主体的に働けるようになると考えたからです。スタッフ自身が自主的に考えて行動できるようになる、そうなると仕事も楽しく、やりがいも増えていくと考えています。

私はスタッフのみんなに「みんなが主体的に働ける場をつくってください」と常々言っています。権限移譲が進むことで、私は医師としての仕事、経営者としての仕事に専念でき、スタッフたちにとっても成長を感じられる。この良いサイクルが当院にはできつつあると感じています。

おわりに

本書を執筆している最中、新型コロナウイルスの感染がどんどん広がっていきました。日本ではじめての緊急事態宣言が発令され、経済活動が麻痺するという今までに経験したことのない事態になり、医療機関（主に専門病院）も患者の対応でパンク寸前となりました。同じ医療従事者として仲間たちの献身的な医療行為には敬意を表しています。

この「おわりに」を書いている現在はやや落ち着きを取り戻し、全国規模の非常事態宣言も解除あるいは緩和され、経済活動も徐々に動き出す気配を見せていますが、第二波、第三波を考えると予断は許されません。

今回の新型コロナウイルスの感染拡大により、専門病院をはじめとする大病院は溢れる患者さんの対応に追われて医師、スタッフ不足に見舞われている一方、私たちのような開業医は外出自粛や院内感染を恐れ、患者さんが来院しなくなるという状況に見舞われました。この状況は、新型コロナウイルスが完全収束するまでは、なんらかの形で続いていくものと思われます。まさにウイルスとの共存を模索しながらの患者対応、病院経営の必要性が求められています。

私は本書に書いてきたとおり、開業から前院長・スタッフの協力のもと、ここまでやってきて患者さんも増え、医院経営は軌道に乗ったといえる状況でした。

しかし、この思いもよらなかった新型ウイルスの来襲は、これまでの経営の前提を覆すものでした。まさに、〝世の中、何が起こるかわからない〟ということを今回のことで学びました。ホームページを活用した情報発信、Ｗｅｂ広告などのマーケティング施策、そうして来院いただいた患者さんへの誠実なサービスの提供など、今後はこれらと同じことをしているだけでは、経営を続けていくのは難しくなると確信するようになりました。

そのヒントは、本書にも記載したブログでの情報発信にあると考えています。ニッチであるけれども、確実に悩んでいる患者さんがいるテーマを掘り下げて発信していくことで、コロナ渦においても来院される患者さんがおられました。今回の外出自粛を受け、当院ではオンライン診療をはじめていますが、やはり血尿が出て止まらないということであれば、来院していただいての診療や検査が必要になります。

こうした患者さんだけで経営が成り立つかどうかはわかりませんが、コロナ渦でもコロナ以外の病気や不調で不安を抱えている人は確実にいらっしゃいます。そういった方たちに少しでも当院の存在を知ってもらうため、なかなか情報を得にくい病気について、症状などを詳しく説明した情報の発信を続けていく必要があると考えています。

また、それと同時に世の中の多くの人が関心を持つ新型コロナウイルスに関連する病気や症状、例えば「新型コロナと血栓、脳梗塞、心臓疾患について」「新型コロナとワクチンについて」「新型コロナの治療薬について」などについても、どんどん新しい知識を仕入れ、意見を発信していくつもりです。

絶えず世の中に情報を届けることで、今回のような非常事態においても、〝いかなる時でも診察・相談に行ける病院〟として患者さんに当院を認知していただく努力をしていきます。

その一方で、日々がんばってくれているスタッフ・従業員とは、常に意識・情報の共有を行い働きやすい環境づくりを進めていくと共に、不測の事態になろうともスタッフの生活を守っていけるよう、経営者として強い経営基盤づくりに邁進していきたいと思っています。

いまこうして本書を執筆していて、コストやリスクを抑えられる「承継開業」という選択をしてよかったとつくづく思います。ゼロからの新規開業で多額の投資や借金をしていたら、どうなっていたかわかりません。

だからこそ私は、開業を目指している方、開業を予定されている方へ、余計なコストとリスクを抑えられる「継承開業」をおすすめすると、改めて強調したいのです。

最後になりましたが、本書を書くにあたり、前院長をはじめスタッフの皆様に心から感謝をしたいと思います。皆様の協力・助力がなければ今の大宮エヴァグリーンクリニックはありません。

そして、治療を通じて多くの関わりを持つようになった患者の皆様へも感謝の気持ちでいっぱいです。
本書が、開業、とりわけ「継承開業」を目指す方の役に立てば、これに勝る喜びはありません。

令和2年8月　伊勢呂哲也

くださった皆様に、
用意しております！

特典②

未公開の承継案件の情報や
クリニック経営にまつわる
様々なノウハウを惜しみなく
公開します。また、著者の
伊勢呂が個別相談も承ります。
（登録会員限定）

https://www.medicalsucceed.jp/member-entry/

※読者特典は予告なく終了する場合がございます。

本書を手に取って
素敵な特典をご

特典
1

本書に登場した小暮裕之氏が
主催する「医療経営大学」
への入学が割引になります。
クリニック経営にまつわる
様々な学びを得られ、
同じ境遇の仲間ができます。

特典のお申し込みはこちら

【著者略歴】
伊勢呂哲也（いせろ・てつや）
大宮エヴァグリーンクリニック 院長
名古屋大学医学部医学科卒業。JA あいち豊田厚生病院初期研修医を経て、JA あいち豊田厚生病院 腎臓泌尿器外科に勤務（若手研究 B 科研費取得）。その後、2014 年に医療法人仁生会高木病院、医療法人誠高会おおたかの森病院を経て現職。おおたかの森病院では、泌尿器科を新規の診療科として立ち上げ、科の長として運営に携わる。2019 年、第三者承継によって大宮エヴァグリーンクリニック院長に就任し、初年度から売上を伸ばし、現在は消化器科に加えて泌尿器科を立ち上げ、より幅広く体の不調や病気に悩む患者と向き合っている。

独立《どくりつ》を考《かんが》えたらまっさきに読《よ》む医業《いぎょう》の承継《しょうけい》開業《かいぎょう》

2020 年11 月21日　初版発行

発行　**株式会社クロスメディア・パブリッシング**
発行者　小早川 幸一郎
〒151-0051　東京都渋谷区千駄ヶ谷 4-20-3 東栄神宮外苑ビル
http://www.cm-publishing.co.jp
■本の内容に関するお問い合わせ先 ……………………… TEL (03)5413-3140 ／ FAX (03)5413-3141

発売　**株式会社インプレス**
〒101-0051　東京都千代田区神田神保町一丁目105 番地
■乱丁本・落丁本などのお問い合わせ先 ……………… TEL (03)6837-5016 ／ FAX (03)6837-5023
service@impress.co.jp
（受付時間　10:00 ～ 12:00、13:00 ～ 17:00　土日・祝日を除く）
※古書店で購入されたものについてはお取り替えできません
■書店／販売店のご注文窓口
株式会社インプレス　受注センター …………………… TEL (048)449-8040 ／ FAX (048)449-8041
株式会社インプレス　出版営業部……………………………………………………… TEL (03)6837-4635

カバーデザイン　城匡史
本文デザイン　金澤浩二
DTP　荒好見
印刷・製本　株式会社シナノ
校正・校閲　konoha
ISBN　978-4-295-40449-1　C0034